家庭服务业规范化培训教材

养 老 护 理

发展家庭服务业促进就业部际联席会议办公室组织编审

中国劳动社会保障出版社

图书在版编目（CIP）数据

养老护理/张继英主编．—北京：中国劳动社会保障出版社，2012
家庭服务业规范化培训教材
ISBN 978-7-5045-9766-3

Ⅰ．①养… Ⅱ．①张… Ⅲ．①老年人-护理-岗位培训-教材
Ⅳ．①R473.2

中国版本图书馆 CIP 数据核字（2012）第 160102 号

中国劳动社会保障出版社出版发行
（北京市惠新东街 1 号　邮政编码：100029）
出 版 人：张梦欣
*
中国铁道出版社印刷厂印刷装订　新华书店经销
787 毫米×1092 毫米　16 开本　13.5 印张　187 千字
2012 年 7 月第 1 版　　2019 年 3 月第 9 次印刷
定价：29.00 元
读者服务部电话：（010）64929211/64921644/84626437
营销部电话：（010）64961894
出版社网址：http://www.class.com.cn

家庭服务业规范化培训教材

编审委员会

编 审 人 员

主　编：张继英

参　编：辛胜利　杨左军

审　稿：方嘉珂

前言

根据《国务院办公厅关于发展家庭服务业的指导意见》（国办发［2010］43号）文件精神，为大力发展家庭服务业，提高家庭服务从业人员职业素养和职业技能，在发展家庭服务业促进就业部际联席会议办公室组织下，我们编写了家庭服务业规范化培训教材，首批包括《家庭服务从业人员职业指导与权益维护》《家庭服务从业人员职业道德》《家政服务员》《养老护理》《母婴护理》《病患陪护》6种教材。

为使教材贴近行业用人需求，我们做了大量调研工作，重点选取山东、湖南、广东、辽宁、内蒙古等省、自治区，对百余家家政服务企业和家政服务培训机构开展问卷调查，获取了较为全面翔实的第一手信息。同时，我们还组织了一支过硬的教材编审队伍，其中包括参与家庭服务相关国家职业技能标准编写和审定的专家、来自全国“千户百强家庭服务企业”的技术能手、职业培训教育领域的专家和家庭服务业政策理论研究专家等。经过历时一年多的精心打造，最终使这套教材呈现在大家面前。

在教材编写过程中，我们始终坚持以国家职业技能标准为依据，在内容上体现“以职业活动为导向、以职业能力为核心”的指导思想，突出被培训者实际操作技能、统筹计划能力、人际沟通能力等综合能力的培养。考虑到家庭服务地域性特点，在坚持教材内容通用性、普遍性的基础上，适当兼顾内容的差异性需求。同时从被培训者实际水平出发，力求语言通俗易懂、图文并茂，增强教材的可读性。此外，还注重在教材中反映行业发展的新知识、新理念、新方法和新技术，努力提高教材的先进性。

这套教材适合于各级各类职业培训机构开展家庭服务相关职业培训时使用，也可作为家庭服务从业人员工作指导手册。欢迎广大读者对教材中存在的不足之处提出宝贵意见和建议。

家庭服务业规范化培训教材编审委员会

目录

1 第一章　认识养老护理工作

第一节　养老护理岗位认知

第二节　养老护理工作要求

第一节 养老护理岗位认知

一、养老护理工作内容

养老护理员是对老年人进行照料、护理的服务人员。养老护理员直接承担着照顾老人的重任，其工作不仅是对老人的照护，而且传递着国家、社会和老人家庭对老人的关怀，因此养老护理员在照护工作中要明确其工作内容和特点，处处为老人着想。

1．生活照料

（1）照料老人日常起居、个人卫生、排便与排尿、安全移动体位并预防压疮的发生等一系列生活服务。

（2）为老人制作营养均衡的膳食，为患病的老人提供合理膳食。

（3）对老人使用的日常生活用品进行清洁、消毒，以预防交叉感染的发生。

（4）为患有老年性常见疾病的老人提供健康保健指导及生活照料。

（5）针对老人的身体状况安排并组织有益健康的娱乐、体育活动。

2．技术护理

（1）为患病老人或有肢体、器官功能障碍的老人提供生活服务、初级保健和肢体辅助功能锻炼。

（2）在专业医护人员的指导下，给予老人必要的治疗和护理活动［如常规换药、病情观察、生命体征监（检）测］等。

（3）当老人发生意外情况时，对其进行正确判断并给予及时有效的救护。

3．心理照护

（1）为健康老人提供必要的生理、心理、社会服务。

（2）给予需要临终照护的老人在生理、心理等方面的帮助，以减轻老人的痛苦，并为其家属提供心理和精神上的支持。

二、养老护理工作特点

1．满足老人生理需要的困难多、要求高

由于老年人身体各系统功能的减弱、长期疾病的折磨而导致的自我照顾困难甚至生理机能的残疾、大小便失禁，与人交流障碍，非常容易出现对一般人容易解决的事情，而对老人来说却是一件难以办到的事情。

护理员要充分认识和理解老人面临的各种困难，经常“换位思考”，想想“我老了也会这样需要别人的照顾和帮助”，一旦有了这样的心理准备，才会在照护工作中遇到困难和身心疲惫时，表现出不急、不躁、不退缩。

案例与点评

换 位 思 考

老人周某，男性，76岁，患脑出血后遗症一侧肢体偏瘫，穿衣、吃饭、洗漱等日常生活需要护理员帮助。某天中午，护理员小丽为老人戴围嘴做吃饭前的准备时，老人忽然大发脾气，大声呵斥小丽戴围嘴的行为并用手紧紧抓住小丽的手臂。小丽忍住疼痛，静静地等待了一会儿，然后平静地与老人交谈，讲明饭前准备的重要性，过了一会儿，老人焦躁的情绪平静下来，小丽继续为老人戴上了围嘴。

【点评】照料老人的日常生活既琐碎又非常辛苦，需要护理员有很强的耐心并能经常换位思考，遇到困难多想“假如我老了也会这样，特别需要别人的帮助”，才会克服困难，尽职尽责做好护理老人的工作。

2．需要高度重视老年人的安全防护

由于老年人大脑反应迟钝、控制身体姿势的能力降低、肢体的协调能力下降，很容易发生跌倒、坠床等意外；有些老人因吞咽功能不全而易发生呛咳、噎食或误食等现象。因此，护理员在这些方面必须高度警惕，陪伴老人外出时走路速度不可过快，遇到天气炎热、雨雪、大雾或大风时不宜外出；注意食物的调配、进食的姿势与速度。

3．需要高度重视老年人感染性疾病的预防

随着身体机能的退化，老年人的抵抗力下降，非常容易发生感染，

所以护理员需要重视感染性疾病的预防，一方面注意老人的保暖、生活环境和身体各部位的清洁卫生以及饮食卫生；另一方面要鼓励能够自理的老人积极参加体育活动，锻炼身体，增强抗病能力。

4．需要高度重视老年人的突发疾病

老年人患病不容易被发现，所以护理员需要熟悉老人的饮食、睡眠、精神状态、情绪特点以及日常生活规律等，做到随时觉察老人的身体不适，即使最普通的异常表现如食量减少、总爱瞌睡等也要引起重视，必要时与医生取得联系，以防延误病情。

三、养老护理工作须知

我国已经进入老龄化社会，如何使老年人“老有所为、老有所养、老有所学、老有所乐、老有所医、老有所终”是全社会需要面临和解决的重要问题。要做好养老护理工作，护理员必须明确以下事项。

1．持证上岗

养老护理员是顺应社会发展的新兴行业，是社会分工越来越细的必然产物。护理员必须经过相应的岗前培训，掌握必需的职业技能并持证上岗。

2．健康体检

护理老人前要到所在居住地县级以上医疗单位进行体检，包括肝功能、胸透、皮肤、妇科等检查，体检合格后得到健康证明。

3．问清情况

进入雇主家庭前，护理员需要问清并掌握老人的年龄、性别、婚姻状况、患病及生活自理状况及其家庭成员的基本情况，以初步了解照护工作的难易程度，做到心中有数。

4．重视面试

与雇主初次见面接触或进行面试时，护理员应保持自信、面带微笑，穿着得体、整洁朴素大方，讲话有礼貌、说话时不要手舞足蹈，始终给人一种稳重、踏实、放心的感觉。

5．签订合同

进入雇主家庭前一定和雇主签订劳务合同，如果护理员为家庭服务机构的员工，公司派驻雇主家庭，则应与公司签订合同，以保护自己的合法权益。

6．心理准备

（1）克服世俗观念。养老护理工作是社会分工的一部分，没有高低贵贱之分，护理员需要正视自己的工作。

（2）客观评价自己。实事求是地评价自己，认清自身的优点和缺点，不可夸大自身的优点，也不可不承认自身存在的缺点，这对今后照护工作的顺利进行非常重要。

（3）有明确的职业定位和报酬定位。养老护理是一种职业行为，努力完成双方合同规定的服务内容是护理员应尽的职责。护理员的工资期望不要不切实际，工资的高低与老人及其家庭的经济收入有关，只有做出切合实际的定位才会在选择工作时做出最佳的选择。

提　示

学会控制情绪

择业过程和实际工作的过程是接受被照护老人及其家庭挑选的过程，当老人或家庭成员问及个人隐私时，应妥善回避；当个人情绪受到强烈刺激时，要学会克制自己，不能与其发生正面冲突；遇到难以回答的问题时要三思而后行，也可采取“转移话题”的方式，与其他朋友商量后再予以回答。

第二节　养老护理工作要求

养老护理员受其特定的工作场所和工作性质的制约，有其特定的规范和要求，养老护理员在自己的职业活动中必须严格遵守。

一、能力与素质要求

1．工作行为准则

（1）正确处理和老人之间的矛盾。在与老人相处时，要时时处处为老人着想，急老人所急，想老人所想；有一个宽容、坦荡的胸怀，不要太过于计较，即使自己有理也要学会谦让。

（2）正确理解老人及其家属善意的批评。工作中难免受到老人及其家属的批评甚至指责。善意的批评是出于对你的关心和帮助；当遇到批评中夹杂一些不中听的话语时，一定要控制自己的情绪，耐心听取，并用妥当、文明的语言做出解释，说清事实，切忌使用过激的语言。

（3）不随便翻动或使用老人的东西。对老人的所有用物不得随便翻动、翻看，更不要随便追问老人及其家庭成员的各种隐私，要用真诚的心态和良好的工作作风，成为老人可信赖的人。

（4）不向老人索要或借用钱物。照护老人的工资报酬是双方事前协商好的，护理员不能在工作一段时间后，以各种理由向老人索要钱物。当发现自己实际的工作量与合同规定的工作量有差异时，需要通过正当途径协商解决。

（5）未经同意不带自己的亲友到老人家里。随着工作时间的延长和彼此双方的熟悉，护理员会和老人的关系相处得亲如一家，但此时也要意识到自己与老人之间仍然是“雇佣”关系，老人的家仅是自己工作的场所，不是亲戚朋友家。因此，不能随便将自己的亲友带到工作的地方甚至留宿。即使有事需要与朋友或自己的家人打电话时，也应长话短说，尽量缩短通话时间。

（6）不得擅自外出或夜不归宿。护理员确实有事需要亲自办理时，也要事先向老人说明情况并经老人同意后方可离开；外出离开之前需要把手头的工作安排好，一旦擅自外出或夜不归宿会使老人及其家人担心，同时也非常容易产生误解，从而影响护理员的声誉。

（7）态度和蔼，不允许打骂或虐待老人。护理员必须清楚照护的对象属于特殊的社会弱势群体，他们更需要社会的关爱，需要得到细心而特殊周到的照顾，因此在工作中一定要有耐心，用一颗仁爱的心照护好老人，切不可在家中没有其他人的情况下打骂、虐待或用任何方式“惩罚”老人。

（8）禁止随意毁约或终止合同。无论发生什么情况，都不允许护理员不经公司或雇主的同意，私自更换照护对象或不辞而别。一旦双方签订了合同，就不得随意终止合同。因此，护理员在开始工作之前要仔细阅读各项合同条款，发生事情或有什么想法时应事先主动与老人或其家人沟通。

2．基本礼仪要求

礼仪是一个人文化修养、精神面貌的外在表现。礼仪包括礼节和仪表，礼节是在交际场合迎来送往相互问候、致意等方面惯用的形式，仪表则是指人的外表，包括容貌、姿态、风度、服饰等内容。护理员在工作中应做到：

（1）着装整洁、庄重大方。

1）服装要清洁、整齐，工作服装要庄重、大方、合体。

提　示

夏天穿衣不可过多裸露，衣服要经常清洗、晾晒，以保持整洁。工作时要穿袜子，并穿软底、平跟或坡跟的鞋，不可穿高跟鞋和带钉的硬底鞋，以防工作时扭伤脚踝或走路时的响声影响老人休息。

2）头发不可过长。

提　示

梳短发时头发以在颈部以上为宜，若为长头发者工作时应梳成发辫，并将其盘在头上，也可用工作帽或使用发网遮盖头发，以免工作时头发碰及老人，引起老人不适，或造成自己和环境受污染。

3）经常修剪指甲。

提　示

不留长指甲和染彩色指甲。过长的指甲和色彩鲜艳的指甲，不但会藏匿病原微生物，也会给老人带来不良的刺激，甚至在工作中会不慎损伤老人的肌肤。指甲长了要随时修剪。

4）讲究个人卫生。定时沐浴、理发洗头、更衣，若在照护老人中不慎弄脏衣裤、身体时，应及时清洗更换。

提　示

☆在工作时不要当着老人的面抠鼻子、挖耳朵、剪指甲。

☆在工作时如因身体不适而咳嗽、打喷嚏或流涕，应用手绢或纸巾遮掩口鼻，将头转向一侧，事后应向在场的人告声“对不起”，以表示歉意。

5）工作时可以淡妆上岗。

提　示

不可浓妆艳抹和佩戴过长的首饰，尤其不能佩戴指环（戒指）上岗，以防指环引发老人的交叉感染或身体损伤。

（2）举止端庄、得体。举止是指人的动作、表情。举止是一个人文化修养的体现，是展示一个人的才华和修养的外在形态。

1）站立的姿势要端正、挺拔。正确的姿势是：头正，双目平视，嘴唇微闭，下颌微收，表情平和自然；双腿直立稍微分开，躯干挺直、挺胸、收腹；双肩放松、自然下垂，双手自然垂于身体两侧或放在小腹前交叉。若站立疲劳时可适当更换体位，但不要东倒西歪，给人以懒散的感觉。站立时也不要探脖、塌腰、耸肩、双腿弯曲或不停地抖动。

2）走姿步态要轻快、稳健。走路时双目向前平视，微收下颌，表情自然，双肩平稳、双手前后自然摆动。若为老人端水、拿物时，要注意屈肘将物品端在胸前，以便节省自己的体力。遇到紧急情况需要快步行走时，要注意安全。

提　示

走路时要注意避免不良的姿势，如内“八”字和外“八”字形态或歪肩晃膀、扭腰摆臀、左顾右盼、上下颤动、脚蹭地面等。

3）坐姿要端正。入座时要轻稳，走到座位前，转身看着座位轻稳地坐下。女子入座时若穿裙装，应用手将裙下摆稍稍收拢，不要坐下再起身整理衣服。坐下后上身挺直，两腿轻微靠拢，两臂自然弯曲放在腿上或椅子扶手上。

提　示

坐时不可前倾后仰、歪歪扭扭，两腿不可过于叉开或长长伸开，也不可双手放于臀下或不停地抖动，以免不良的姿势引起老人的不快。

4）礼貌待人。对待老人及其亲属要有礼貌，语言文明、规范。尊敬老人，与老人说话语言要亲切、温和，声调、语速要适当。

行走中若遇老人要让老人先走，对行动不便者要主动扶助，并帮助老人提携物品。为老人做事时要事先向老人作好解释，征得老人同意后方可进行。接待老人的亲属来访时，要起身迎、送，做到来有迎声、走有送语。在交谈时注意使用礼貌语言，如“请”“谢谢”等。若遇到老人亲属询问老人身体、生活等情况时，要详细、耐心地回答，对于自己不了解的事项，可指引来访者到有关部门咨询。

提　示

根据老人的喜好或地域的习惯采用不同的尊称，如王老、李老、大伯、大叔、大妈、阿姨等。也可征求老人的意见，使用老人喜欢的称呼。

3．搞好个人卫生

（1）经常洗手。护理员每天照护老人的工作很多，手的使用频率非常高，手上沾上一些细菌在所难免。因此，为了健康必须做到饭前、便后及时洗手。洗手时尤其注意指甲缝隙的清洁。

案例与点评

护理员阿娟36岁，女性，平日喜欢将双手大拇指和小拇指的指甲留起来。某天当她为老人做床上擦浴时，不慎将老人的局部皮肤划破并渗出血迹。虽然她立刻向老人道歉并进行了局部处理，但老人还是非常不高兴地批评了她。

【点评】护理员的指甲应及时修剪。留长指甲的习惯既不卫生，又非常容易在照护老人的各项操作中划伤老人，局部的损伤会给老人带来心情的沮丧和身体的痛苦。所以，从事养老护理工作时必须注意个人卫生。

（2）头发的清洁。每周应清洗头发 1 ～ 2 次，每月应修剪头发一次。

（3）每天坚持刷牙。每天早、晚坚持刷牙，做到口腔清洁卫生、无异味。

（4）女性护理员要每天清洗会阴并注意经期卫生。会阴部的内外环境极其适合细菌的繁殖和生长，如果不能够保持每天清洗会阴部，极易导致会阴部细菌的大量繁殖，更容易发生妇科疾病。

另外，还要注意经期的卫生：

1）选择合体的卫生巾、卫生裤。

2）保持会阴部的清爽。月经量较多时应每 2 ～ 3 小时更换一次卫生巾；每天用温水清洗会阴部 1 ～ 2 次；为防止细菌感染，清洗会阴部或洗澡时不宜采用坐浴，而应采用淋浴。

3）不参加较重的体力劳动，不要参加游泳、赛跑等体育活动。

4）注意天气变化，夏季衣服要合体、透气，春、秋、冬季注意保暖。

5）忌食生、冷、辛辣的食品，以防腹部疼痛或刺激血管导致血管扩张，引起血量增多等不适。

6）保持大便通畅。多食蔬菜、水果，以刺激肠蠕动帮助消化。

（5）睡前洗脚。每天在睡觉前一定用自己的脚盆和温水洗脚，防止汗脚或脚臭；每周修剪脚趾甲一次，脚趾甲过长既不卫生也很容易将袜子磨坏。

（6）经常洗澡。每周至少洗澡一次；夏季应每天洗澡一次，条件有限者也必须每天擦澡，或根据老人的要求每次工作后清洗有汗渍的部位。

二、与人和谐相处

护理员在与老人及其亲属成员接触时，要根据老人的性别、年龄、病情、性格及家庭成员的基本性格特征，找到适合的交流沟通方式与方法。只有尊重他们的个性和爱好，工作中热情主动、宽容大方、遇事冷静，理智地约束自己的行为和情绪，才能与他们和谐相处。

1．与老人相处的原则

（1）尊重老人的生活习惯、生活规律。要耐心地使自己尽快适应老人的生活习惯。

（2）理解老人心态。老年人往往过多关心其生活琐事，此时护理员要耐心听取他们的意见，无论如何不能与老人当场顶撞；当老人有保守、固执、爱唠叨的个性，或出现不顺心、心情烦躁时，护理员要宽容地给予充分的理解。

（3）让老人吃好。要经常询问和观察老人的身体情况，并根据老人的饮食习惯进行科学而合理的膳食搭配，老人的饭菜要尽可能地符合老人的口味；食品一定要新鲜，同时注意饭菜煮得烂一点。

（4）经常陪伴老人。老年人尤其是丧偶的老年人内心十分孤独，此时护理员要在护理工作的空余时间经常陪伴老人，或陪伴老人聊天、外出活动等，注意顺着老人谈论的话题，让老人笑口常开、心情愉快。

（5）尊重老人的个性。如果老人喜欢安静，那你就尽量不要去打扰，更不要做出声响较大的动作，音响设备也不要放大音量；如果老人喜欢热闹而且精力旺盛，那就陪伴老人多聊聊天，做些老人喜欢的活动，如逛公园、玩玩宠物等。

2．与老人及其家人相处的技巧

（1）与女性老人相处的技巧

1）建立良好的关系。对女性老人要尊重，要根据老人的年龄选择一个合适而亲切的称呼。

2）在日常护理的工作中，在不违背健康需求的原则下尽量按照老人的生活习惯和饭菜口味去迎合老人的要求。

3）洗涤、保管女性老人的衣物用品要特别小心，应尽力将其洗涤好、熨烫好、保管好。未经同意绝不可使用老人的个人物品，如化妆品、保健品等。

4）不要轻易地评价老人的着装、化妆、发型、持家技术等。对老人的兴趣、爱好要多表示支持；如果老人询问你对她的服饰、身材、发型、兴趣等的意见时，一般情况下应表示肯定的态度，最好不过多地评价，如果必须发表意见也应委婉地说："不过，这样改动一下就更完美了。"

5）如果老人夫妻之间发生争吵，即使男方有理，也不要轻易流露出表示支持的倾向；如果在老人夫妻双方给自己分配工作发生矛盾时，应按照女性老人的要求和标准去完成操作。

（2）与男性老人相处的技巧

1）工作中做到“三要”：一要落落大方，不扭捏和做作；二要礼貌相待，尊重男性老人；三要保持与老人的适度距离，尊重男性老人的私人空间。

2）工作中注意“六不要”：

①不要超出常规去回报男性老人对你的关心和照顾。

②不要和男性老人随意取笑打闹。

③一般情况下，尽量避免同男性老人单独相处一室，如果照护工作需要必须同处一室时，也切忌插门关窗。

④不要谈论自己结交的异性朋友、配偶/恋人之间的事情，更不要讨论或评价老人夫妻之间的事情。

⑤不要在男性老人面前身着内衣或过分暴露的服装。

⑥不要改变对照护老人的称呼或直称老人的姓名等。

3）当老人对你表示过分关爱，如送礼物、单独邀请你外出、超出范围地给你酬金等时，你应态度明朗，委婉地加以拒绝，而不能含糊笑纳。

（3）与老人家庭成员及亲友相处的技巧

1）待人礼貌而热情。护理员如何对待老人家庭的成员及亲友要看被护理老人的态度，老人采取怎样的态度你也照此办理。亲友中有需要你来帮助或服务的事情，只要是你力所能及的，就应该同样高高兴兴去做并努力完成。

2）当老人的亲友向你询问老人家庭的工作、生活和交往的私事时，你一定委婉回答：“我不清楚”。千万不要向老人的亲友谈论老人家庭的家事，或趁机向他们抱怨护理工作的劳累，甚至流露对老人、对其家庭成员的不满。

（4）与老人家庭邻居相处的技巧

1）讲礼貌，融洽相处。见到老人的邻居应主动打招呼或点头微笑致意；对待邻居要一视同仁，不要因为职业、职务的不同而“区别对待”。对邻居中的长辈要尊敬，对晚辈要慈爱；当邻居遇到困难时应给予力所能及的帮助；不要斤斤计较，遇到公益活动应视自己手头工作情况主动去做。

2）不随意串门。对老人及其家庭的情况包括衣、食、住、行、生活习惯、经济状况等不要向外透露，更不要将自己工作中的不顺心、不满意等情绪对周围的邻居讲。

3）邻居对老人或对老人家庭进行评论或议论时，护理员千万不要介入；当老人或其家属与邻居发生口角时，你也不要卷入。当遇到需要向邻居求助办理私事时，一定事先与老人或其家属打招呼，征得他们同意。

4）不要背着老人及其家属私下与周围的邻居有个人的交往，如借钱物、约会、外出购物等。

三、做好个人安全防护

养老护理虽然不是一个高危险的职业，但同样会面对各种复杂的问题。护理员在工作中，只有在保护好自己人身安全的前提下，才能保护好被护理老人的安全。

1．人身安全的自我保护

（1）不被金钱和体面的工作所诱惑。护理员在工作中要提高警惕，提防居心叵测的个别人利用人性的一般弱点来欺骗思想较为单纯的人，或利用个别人想急于致富和获得所谓体面工作的愿望，进行骗钱、骗物、骗色。

（2）不与不相识的人乱拉关系。护理员要严格遵守工作中的行为准则，与外人相处时牢记凡事均应三思而后行，对不了解底细的人，一定要保持适度的距离，不轻易与人“过度热情”。

（3）不轻易让老乡的言语所迷惑。俗话说：“老乡见老乡，两眼泪汪汪”，与人交往中不要轻易被所谓老乡的“眼泪”所迷惑，要有警惕性，防止老乡骗老乡的事件。

（4）不畏强势与暴力。当发现对方用心险恶、有不轨的行为时，护理员首先要保持沉着、冷静，不胆怯，不被对方的恐吓、暴力所吓倒，可高声呼叫，求得外援。

2．工作中的自我救护

（1）擦伤或扭伤的救护

1）擦伤。就是擦破了皮肤，被擦破的皮肤红肿或有少量的渗血。

处理方法：对擦伤处只要用冷水冲净创伤并涂点红药水或紫药水即可，一般不用包扎，一周后即可自愈。

2）扭伤。包括由于躯体或肢体用力不当而引起的手脚扭伤和闪腰、岔气等。处理方法：如果出现扭伤部位疼痛肿胀、关节活动受限，甚至出现强迫性体位时，应及时请医生处理，不可自己局部揉搓或让不懂医的人胡拉乱捏。

（2）挫伤的救护。挫伤是指人体某部位忽然受到钝器碰撞或打击后，皮肤未破，但肌肉、血管等皮下组织受到损伤。受伤部位疼痛肿胀，常因出血而致皮肤青紫。

对于较轻的挫伤可用冷毛巾冷敷局部，也可用一些消肿化淤的药物轻轻做局部按摩，以促进消肿；重者应立即到医院进行治疗。

（3）切割伤的救护。切割伤是指被锐器划破皮肤或皮下组织。

对于较浅、较小的切割伤，首先要止血，可采用手指压紧割伤的部位，直到不出血为止，然后用无菌的棉棒（签）蘸上碘酒涂擦局部伤口，再用酒精消毒伤口周围的皮肤，最后局部涂撒消炎粉并进行包扎。

提　示

☆极小的切割伤可直接使用创可贴等。

☆较大、较深、出血较多的创面而且污染较严重时，应立即先行包扎止血，然后急送医院进行专业的治疗。

（4）紧急呼救。无论哪一种紧急事件发生，均应立即拨打相应的紧急呼救电话，并在电话中告知对方事件发生的地点、时间、事件情况概要和你的联系方式。

1）当有火情发生时应立即拨打电话“119”。

2）当有违法事件发生时应立即拨打电话“110”。

3）当有交通事故发生时应立即拨打电话“122”。

4）当有危重病人时应立即拨打电话“120”或“999”（部分地区）。

提 示

如果发出的紧急呼救内容是有关老人家庭的事情，在发出紧急呼救后，除应做好基本的应对外，还应立即将事件的情况通知老人的亲属。

四、维护自身健康

1．养成良好的生活习惯

提 示

☆生活有规律，每天保证8小时的睡眠；按时进餐、保证营养充足与平衡。

☆重视锻炼身体，增强体质，减少疾病发生。

☆定期体检，及时发现潜在的健康问题。

☆心胸开阔、善于排解内心压力和不愉快的情绪。

2．掌握工作中减轻疲劳的要点

（1）站立时放低重心、扩大支撑面，力求身体最稳；同时站立时膝略弯曲、收腹收臀，保持脊柱的正常曲线。

（2）移动老人或搬运物体时，尽量使身体靠近老人或物体。

（3）尽量使用身体大肌群做功，不要大弯腰，工作时两脚站稳、腰部放低、双膝弯曲，使用下肢肌肉。

（4）协助老人翻身时，可用自己的两膝顶住床侧栏杆、肘部支住床面，这样既省力又安全。

（5）搬运重物时尽量用推、拉动作代替两臂直接搬重物的用力方法。

思考与练习

1. 养老护理工作的内容主要包括哪些？
2. 养老护理工作的特点有哪些？
3. 养老护理工作中应掌握哪些卫生常识？

4. 在工作中如何与老人及其家人相处？相处的技巧有哪些？

综合训练

8月份的某天，护理员小王为老人准备饮用的热水时，不慎将盛放开水的暖瓶跌落到地上，暖瓶即刻摔碎，热水溅满小王的脚面、脚踝、小腿，小王感到非常疼痛，同时发现溅满热水的皮肤已经发红。请问：此时小王应如何自我救护？

2 第二章 老年人的特点及要求

第一节　老年人生理与心理特点

一、老年人的生理特点

通常认为60岁以上就进入了老年期了，但随着人们生活水平和健康保健水平的提高，人到65岁以后才会逐渐产生比较明显的老化趋势。护理员要了解器官功能老化给老年人身体带来的影响。

1．感觉器官功能衰退

视觉方面，对强光特别敏感而看不清小物体，出现“眼花”，即“老花眼”；容易患眼病，如白内障、青光眼等；对红、橙、黄色的色觉好于对蓝、绿、紫色的色觉。听觉方面，对声音的刺激尤其是高调反应迟钝。味觉及嗅觉方面，口腔中的味蕾数目减少、唾液减少，牙齿缺损。触觉方面，对冷、热、疼痛以及按压的感觉、反应力也减退。

提　示

感觉功能的衰退使老人对外界事物的反应迟钝、判断事物的准确性降低，容易造成与别人交流的困难，还容易发生烫伤、煤气泄漏、交通事故等意外事故。护理员一定多加注意预防。

2．循环系统功能衰退

出现动脉硬化，血管弹性减弱、管腔变窄，导致老人患高血压、冠心病、脑血管病者较多；静脉血管弹性降低、血液回流困难，容易出现下肢肿胀不适及血栓；毛细血管变脆，皮肤受到轻微的碰撞就会发生皮下出血。

提　示

在老人进行各种活动时，护理员一定小心预防老人的皮肤受到碰撞而出现淤血青紫斑的现象。

3．呼吸系统功能衰退

呼吸功能减弱，肺活量下降，使其活动增加以后常感到气促，呼吸次数明显加快；由于换气困难，老年人常常感到说话多时也会气喘；呼吸道的抵抗力低下，容易患感冒、气管炎、肺炎等疾病。

提　示

☆一次不能较长时间与老人谈话，以30分钟以内为宜。

☆不要高声与老人讲话，要有耐心。

☆老人鼻腔内常常有清涕外流，要及时帮助清理。

4．消化系统功能衰退

消化系统变化明显的是牙齿松动、脱落，咀嚼困难；胃肠蠕动减缓，消化液分泌减少，胃酸缺乏，对食物消化能力减弱，容易出现食欲减退、消化不良，从而导致营养缺乏；容易发生便秘、腹泻等疾病。

5．运动与神经系统功能衰退

由于脑组织逐渐萎缩，神经系统呈进行性衰退，老年人对外界事物反应迟钝、适应能力减弱、记忆力下降，尤其近期记忆力下降明显，对他小时候的事或青年时的事记得很清楚，而对刚才发生的事甚至前半小时服用的药、吃过的饭却记不住了。对此护理员必须了解，防止因误解而发生矛盾。

提　示

老年人运动平衡能力下降，动作迟缓、反应迟钝，容易出现走路、站立姿势不稳、抬腿困难等现象，还会因肌肉萎缩、骨质疏松等而发生跌倒、脚踝部扭伤甚至骨折。

6．泌尿生殖系统功能衰退

老年人的膀胱肌肉萎缩、膀胱的尿容量减少，膀胱与尿道括约肌萎缩，经常感到憋不住尿、排尿次数增加，尤其夜尿次数增加，甚至出现尿失禁，有时还会发生遗尿。男性老年人常因前列腺肥大而感到排尿困难。

老年人的生殖系统也因器官组织的衰退和激素分泌水平的减少而出现更年期的生理变化，如出汗、易怒、烦躁、睡眠差等症状，女性老人尤为明显。

二、老年人的心理特点

1．对刺激的反应迟钝

由于老人的知觉、注意力下降，造成对外界的刺激反应迟钝，很容易发生疲惫和安全问题。

提　示

☆老人外出时要穿戴颜色鲜艳的衣服或帽子，过马路时格外注意安全。

☆为老人介绍新鲜事物时，要尽量简明、通俗易懂。

☆安排学习、工作、娱乐等活动的时间不要过长，活动内容也要鲜明、生动。

2．心境平和、安静

由于老年人的工作、生活的阅历广泛，处理各种事物的经验比较丰富，因此，大多数老人心境比较平和、安静，做事自信而迟缓，有些老人则会出现固执、保守、急躁、谨慎、孤僻等性格特征的改变。

3．心理承受能力减弱

随着衰老的发展，有些老人逐渐对生活的热情度下降，不再对穿衣打扮感兴趣，甚至有些老人不愿意出门与外界交往，长此以往非常容易造成老人心理上的孤独、生理上的痴呆、肢体上的功能减退和瘫痪。护理员必须了解老年人的心理特点，尊重老人、重视老人，多与老人交流，使老人的身心得到抚慰和照顾。

相关链接

老人患病后多数心绪不安、情绪低落、焦虑，担心一病不起、拖累家人，时间长了易导致抑郁症的发生。

抑郁症的表现是情绪低落、兴趣减退、思维迟缓以及言语动作减少。引起抑郁症的因素包括：遗传因素、体质因素、精神因素等。

案例与点评

警惕抑郁症

某女性老人，年71岁。3年前确诊患有糖尿病，3年来遵医嘱坚持服药并定期到医院检查身体。半年前与自己感情甚好的老伴突发脑出血，经抢救无效离她而去。随着时间推移，老人思念亲人的情感久久不能平复，口中经常念叨老伴生前的生活习惯、饮食特点并经常自语所患疾病严重等，原本爱好着装打扮的她变得沉默寡言，整天待在家里无所事事，除了吃药和上医院检查外，其余时间就是躺在床上休息。

【点评】随着衰老的发展，疾病、丧偶等生活事件随时会困扰老人的情绪并影响老人的健康。面对疾病和丧偶，这位老人表现出心绪不安、情绪低落、不愿走出家门与外界交往等不良心理状态，此时，护理员需要用多陪伴、多聊天、多鼓励等方法，缓解老人的抑郁情绪。也可陪同老人下棋、赞赏老人的衣着打扮、让老人多参加社区老年站的活动等，使老人的身心得到抚慰。

第二节　老年人生活环境的要求

生活环境的舒适程度，对老年人的健康和疾病的康复有直接影响。宽松、和谐、安全、舒适的休养和生活环境能够使老人心情愉快，因此，需要为老人创造并维护一个舒适的生活环境。

一、房间要求

1．位置与光线

房间最好朝向南或东南方向，有利于阳光的照射；房间的光线要明亮并有窗帘设备，有利于老人白天休息；要保证充足的照明，如图2—1、图2—2所示。阳台栏杆的扶手高度不应低于1.10米。

2．设备与布置

房间的设备应简单、实用；家具尽量靠墙摆放；老人经常通过的地方不要放置物品；房间及门口不要有门槛。

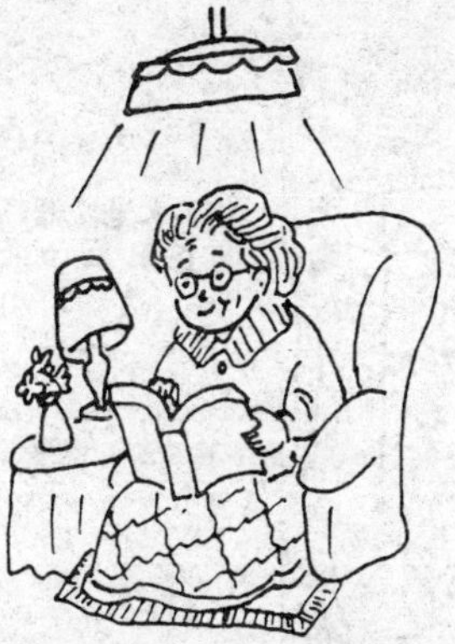

图 2—1　光线明亮

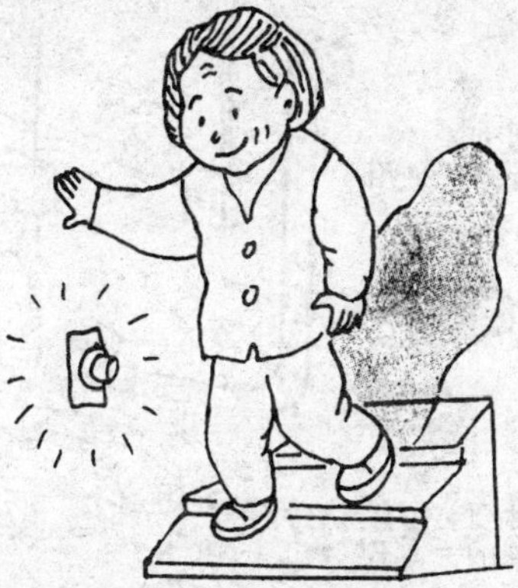

图 2—2　照明充足

3．卫生间

卫生间和浴室的门要向外开（见图 2—3）；地面和浴盆要有防滑垫（见图 2—4）；应有坐式便桶和扶手，卫生纸等物品应放在便于老人拿取的地方（见图 2—5）。

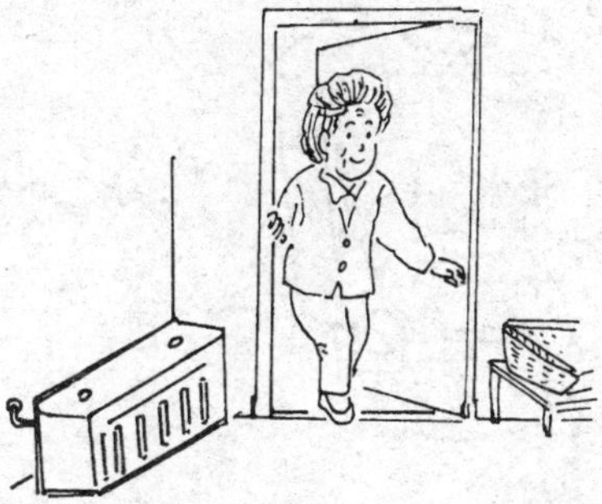

图 2—3　卫生间的门向外开

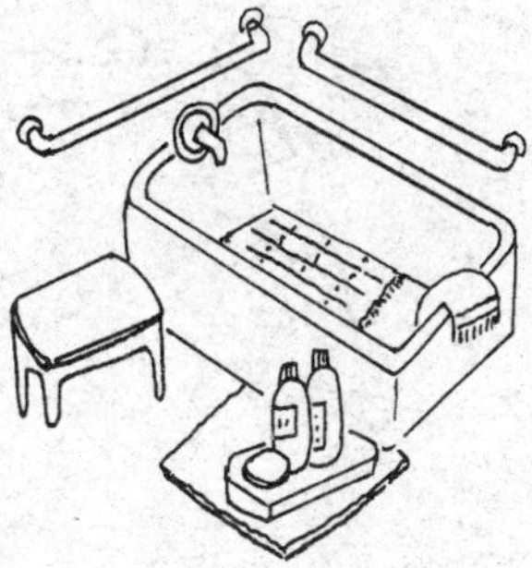

图 2—4　浴盆设备

4．床及床上用品

（1）老人的床头应设床头灯或台灯（见图 2—6），以便夜间使用。

（2）床的高矮要合适（见图 2—7）；床垫软硬要适度，过软容易引起老人腰疼，过硬容易导致身体受压。

（3）被褥要柔软、透气，以棉织品为佳。

（4）床单要紧包裹在床垫下，并保持床单的清洁、平整、无皱褶；对大小便失禁的老人可在床单上再加一个小单，便于随时更换。

（5）枕头一般高 12 ~ 13 厘米、头压下后高 7 ~ 8 厘米为宜；软硬

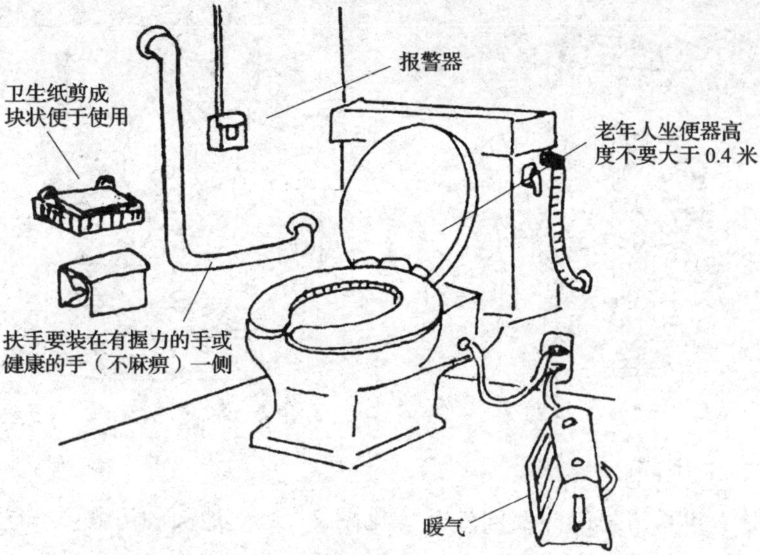

a)

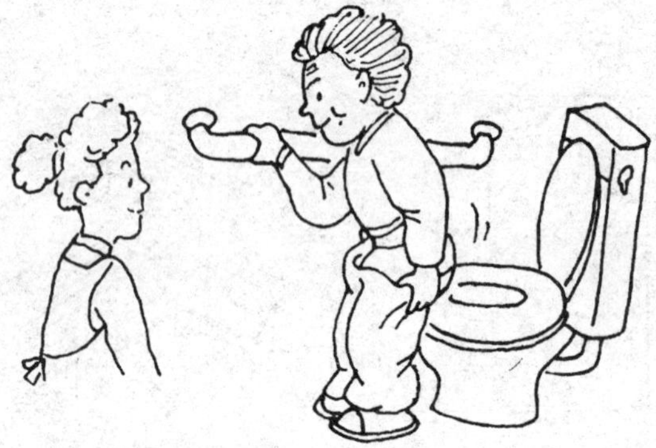

b)

图 2—5　卫生间坐式马桶及周围设施

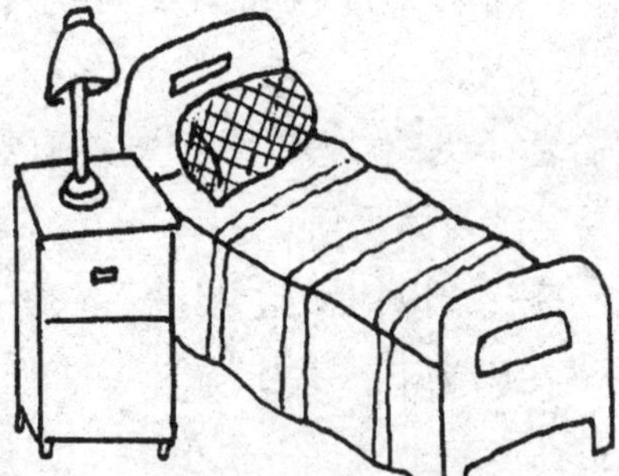

图 2—6　老人的床及床头桌

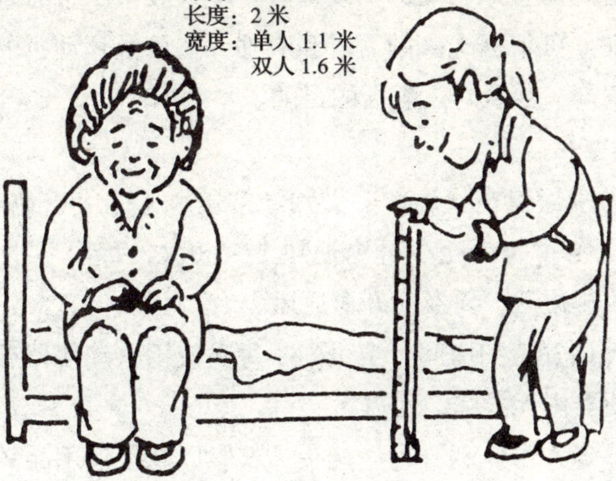

图 2—7 老人的睡床

适度，以可以下压 1/3 ~ 1/2 为佳；枕头内装荞麦皮、木棉等，经常晾晒、清洗。

二、室内环境要求

1．温度与湿度

老年人房间的温度冬季以 18 ~ 22℃为宜，夏季以 28 ~ 30℃为宜；相对湿度以 50% ~ 60% 为宜。

案例与点评

某位 82 岁的女性老人，患肺气肿 20 年，平日体质虚弱，行动迟缓，每到冬季总感觉室内暖气的温度不够高，于是就用电暖气来提高室内的温度，家中温度表显示 25℃。

【点评】这位老人居室内的温度超过了正常限度，不利于老人的身体健康，更不利于疾病的康复。室内温度过高容易使人感到口干舌燥，尤其老人本身患有呼吸系统疾病，更应注意室内温度的维持和湿度的适宜。当室温过高时可采取暖气上面放湿布、增加室内花卉及盆景的摆放、适当开窗等措施，来降低温度、提高湿度。

2．声响

各种动作应做到轻、稳、准。在收听广播、收看电视时，音量调整到自己刚能听到为宜；房间的门及椅脚钉上橡胶垫；带有轴节的物品定期滴注润滑油；可根据老人的需求和喜好，播放悦耳动听的音乐或戏曲录音，达到调剂、活跃老人生活的目的。

3．室内空气

（1）室内应保持空气新鲜，做到经常通风（但应避免对流风），或安装换气扇，冬季每天至少开窗通风 2 ～ 3 次，每次不少于 20 分钟；在老人饭后或排便后，要及时开窗通风。

（2）每天认真清扫房间、卫生间；每次使用移动便器后要立即进行刷洗，保持便器内无异味、无尿垢。

（3）保持老人身体和被褥、枕头、衣服以及生活用品的清洁，经常晾晒床铺用物。

（4）根据老人的喜好和要求，可在老人的房间、走廊、庭院、阳台种植一些花草、树木，以利空气的净化和老人的身心健康。

思考与练习

1. 老年人的生理特点主要包括哪些？
2. 如何为老人创造并安排一个舒适的休养环境？

综合训练

某女性老人，年 77 岁，患高血压病 7 年。在最近的一次体检中发现血糖值超过正常标准，老人高度怀疑自己患上了糖尿病，因此情绪烦躁，稍有不顺心就大发脾气；夜间总是醒来后不能继续入睡，白天非常讨厌噪声。请问：你作为护理员应如何为老人创造一个整洁、舒适、安静的休养环境？

3 第三章　生活照护

第一节　老年人身体清洁与卫生

清洁是每一位老年人的基本需求，也是保持和促进老年人健康的重要基础，做好清洁可以使老人身体舒适，心情愉快。

鼓励自理的老年人自己能做的身体清洁卫生工作自己做，但护理员要加强看护；半自理的老年人由护理员协助做；不能自理的老年人，由护理员完全承担各项日常生活照护任务。

一、日常生活照料

1．口腔清洁

（1）刷牙法

1）准备物品：牙刷、牙膏、漱口杯、毛巾。

2）在牙刷上挤适量牙膏，漱口杯内接清水 2/3 满，协助老人用清水漱口。

3）采用竖刷法刷洗牙齿外侧面和内侧面，由牙龈方向刷向牙冠，反复刷洗数次。

4）牙刷刷毛紧贴下排牙齿的咬合面，前后刷洗数次；同样方法刷洗上排牙齿的咬合面。

5）用牙刷刷毛轻轻按摩牙龈，促进牙龈血液循环。

6）用清水反复多次漱口直至口腔清爽，用毛巾擦干口角水痕。

7）整理用物，放回原处。

提　示

☆提醒老年人刷牙动作要轻柔，以免损伤牙龈。

☆牙刷用毕，刷毛朝上竖放在水杯中。

（2）漱口法

1）准备水杯，杯内接清水 2/3 满。

2）含漱口水后闭上双唇，用一定力量鼓动颊部，使漱口水在牙缝中内外来回流动冲刷。

3）吐出漱口水。反复多次，直至口腔清爽。

4）用毛巾擦干口角水痕。清理用物，放回原处。

提　示

不宜刷牙或牙齿全部脱落的老年人，用清水漱口数次可起到清洁口腔的目的。

（3）棉棒擦拭法

1）准备物品：水杯、大棉棒、毛巾、弯盘、压舌板或汤匙、润唇油等。

2）协助老人取平卧位（也可取侧卧位），抬高头胸部，头面部侧向护理员。

3）将毛巾铺在老人颌下及胸前部位，避免水渍打湿枕巾、被褥，将弯盘置于口角旁。

4）用棉棒蘸适量漱口水按顺序擦拭口唇、牙齿（由内而外纵向擦拭至门齿）、牙龈、颊部、上腭、舌面、舌下及口腔各部位，如图3—1所示。

5）撤去弯盘，用毛巾擦干口角水痕，并在老人口唇涂上润唇油。

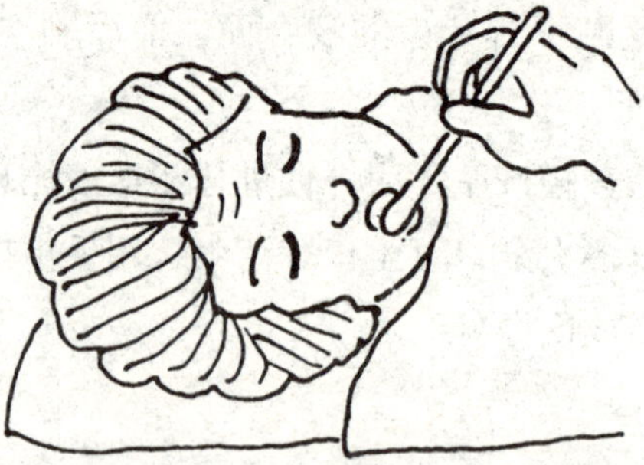

图3—1　棉棒擦拭法

（4）棉球擦拭法

1）准备物品：漱口水或淡盐水、棉球、镊子或弯血管钳2把、压舌板、弯盘2个（或小碗2个）、毛巾、润唇油。

2）弯盘内盛放数个棉球→清点棉球数→倒入漱口水（以能浸湿棉球为宜）。

3）向老人解释征得老人同意→协助老人取平卧位（也可取侧卧位）→

抬高头胸部→头面部侧向护理员。

4）将毛巾铺在老人颌下及胸前部位（避免水渍打湿枕巾、被褥）→将弯盘置于口角旁。

5）用镊子夹紧棉球浸湿漱口液约 1/2 →擦拭并湿润口唇→擦拭后的棉球放在老人口角旁的弯盘里。

6）叮嘱老人张口→新夹取清洁湿润的棉球按顺序擦拭牙齿、牙龈、颊部、上腭、舌面、舌下及口腔各部（注意要动作轻柔，以免损伤口腔黏膜及牙龈）。

7）检查口腔擦拭情况→再次清点棉球数（总数应与擦拭前一致）→撤去弯盘→用毛巾擦干口角水痕→口唇涂润唇油→让老人躺卧舒适，整理床铺。

提　示

☆棉棒、棉球蘸水不可过多。棉球擦拭时要用两把镊子绞净棉球水分，以免水流入气管引起呛咳。

☆一个棉棒或棉球只可使用一次，不可反复使用。

☆擦拭上腭及舌面时，不要触及咽部以免引起老人恶心与不适。

（5）假牙清洁

1）准备物品：水杯、牙刷、洗牙液（或清水）、纱布。

2）协助老人摘取假牙（一般先取下面的假牙，后取上面的假牙）。鼓励老人自行摘取假牙。

3）一手用纱布垫着拿稳假牙，另一手用牙刷蘸洗牙液或直接在流动的自来水下刷洗假牙，直至干净，如图 3—2 所示。

4）刷洗干净的假牙浸泡于清洁冷水杯中保存，如图 3—3 所示。

提　示

☆一般在晚饭后或老人睡眠前将假牙取下。

☆假牙清洁后不可浸泡存放在热水或酒精中，以免老化变形。

☆次日清晨用流动水再次冲洗假牙后，协助老人戴上假牙。

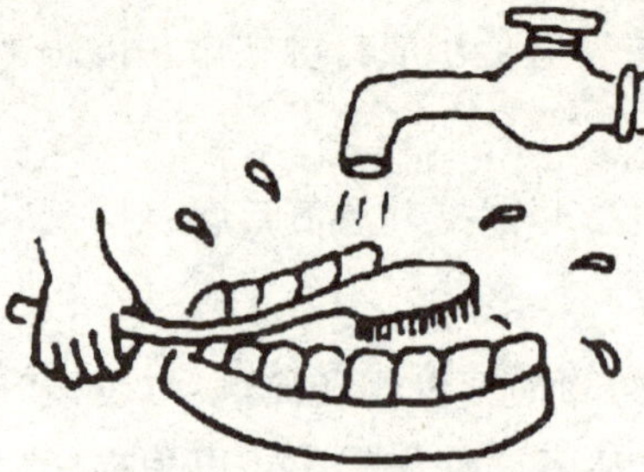

图 3—2　刷洗假牙

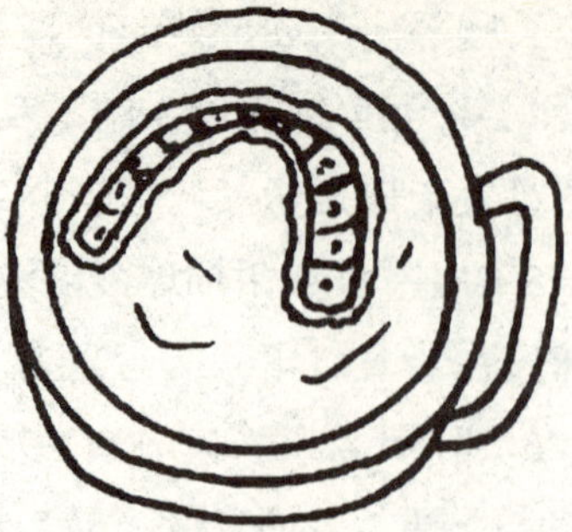

图 3—3　假牙浸泡于冷水杯中

2．头发照护

（1）梳头法

1）准备物品：纸巾、毛巾、梳子。

2）协助老人坐起→将纸巾和毛巾围在老人肩上（对于卧床老人，可将纸巾和毛巾铺于枕巾上）。

3）长发者将头发松散开→护理员一手压住发根，另一手用梳子由发梢处分段梳理→梳理顺畅一段→再由靠近发根处向下梳至发梢（对于卧床的老人，可先梳理一侧，再梳理另一侧），如图 3—4 所示。

4）将脱落的头发包裹在纸巾中→撤下毛巾→整理老人衣服、床铺。

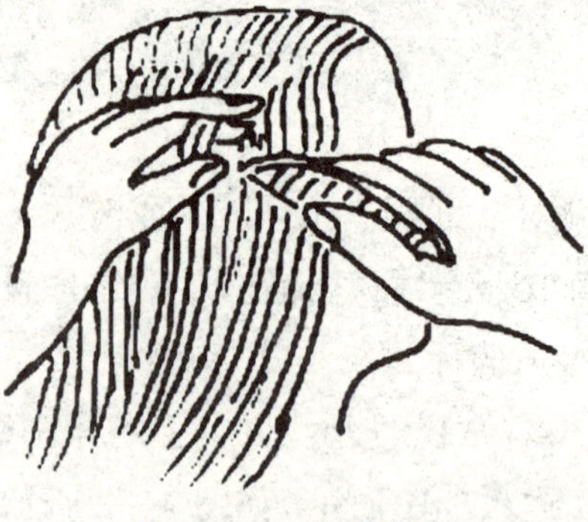

图 3—4　梳理头发

提　示

☆梳头动作要轻，不可强拉硬拽，以免造成疼痛和头发脱落。

☆如果头发缠绕成团不易梳通，可涂抹少量白酒将梳子湿润后，再小心梳理。

（2）坐位洗头法

1）准备物品：毛巾、洗发液、梳子、水盆、暖瓶、座椅、40 ~ 45℃温水及水壶。

2）关闭门窗→调节室温。

3）搀扶老人坐在水盆前的座椅上→将毛巾围在老人胸前和颈肩部。

4）长发者将头发松开→叮嘱老人双手扶稳盆沿→闭眼、低头，如图 3—5 所示。

5）护理员一手托住老人前额→另一手用温水淋湿头发→涂抹洗发液。

6）揉搓头发并用指腹按摩头皮（注意要力量适中，揉搓方向由发际向头顶部）→用干净温水冲净头发→用胸前毛巾擦净面部及头发。

7）叮嘱老人坐稳、抬头→将头发梳理整齐（必要时可用吹风机吹干头发）。

8）搀扶老人回床休息→整理用物。

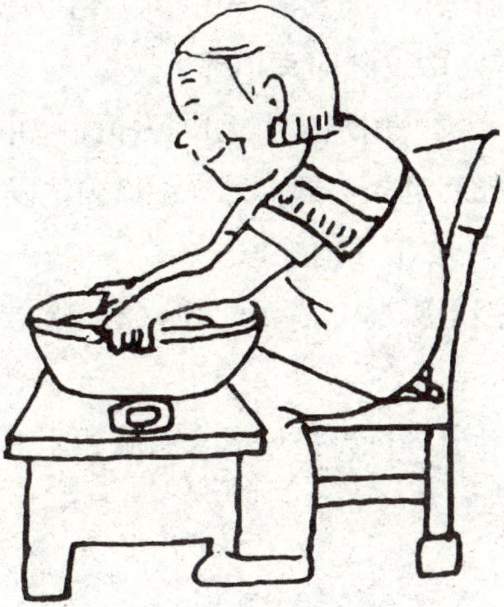

图 3—5　坐位洗发

提　示

☆洗发过程中，要随时注意老人的反应，询问其感受，如水温是否合适、揉搓是否恰当等，以便随时调整操作方法。

☆注意室温、水温发生变化时，及时擦干头发，防止老人着凉。

（3）床上洗头法。卧床老人行动不便，但为了保持头发清洁舒适，需要进行床上洗头。

1）洗发器洗头法

① 准备物品：床上洗发器（见图 3—6）、毛巾两条、棉球、洗发液、梳子、水壶（内盛 40 ~ 45℃温水）、污水桶，必要时备电吹风。

② 关闭门窗→调节室温。

③ 操作前做好解释工作并询问老人是否需要便器。

④ 协助老人平卧→枕头下移至老人肩背部→将橡胶单平铺于床头至枕头上→将干毛巾垫在枕头的橡胶单上。

⑤ 松开老人衣领向内折→护理员一手托住老人的头部，另一手将床上洗发器垫于老人头下（老人的头枕于洗发器中央突起的头枕上）→另取一干毛巾围于老人颈部及所盖被上→将洗发器的排水管下端置于污水桶内，如图 3—7 所示。

⑥ 用棉球堵塞老人双耳→散开老人头发→用少量温水冲洗头发并询问老人水温是否合适→涂抹洗发液→用指腹揉搓头发并按摩头皮（注意要力量适中，揉搓方向由发际向头顶部）。

⑦ 用温水冲净头发→用颈部干毛巾擦净面部并包裹头发。

⑧ 护理员一手托起老人头部，另一手撤去洗发器，并撤下橡胶单→将枕头移回老人头下→取下耳内棉球。

⑨ 用包头毛巾擦干头发（必要时用电吹风吹干头发）→梳理整齐→撤去枕头上的毛巾。

⑩ 协助老人取舒适卧位→整理老人衣服和床铺→开窗通风。

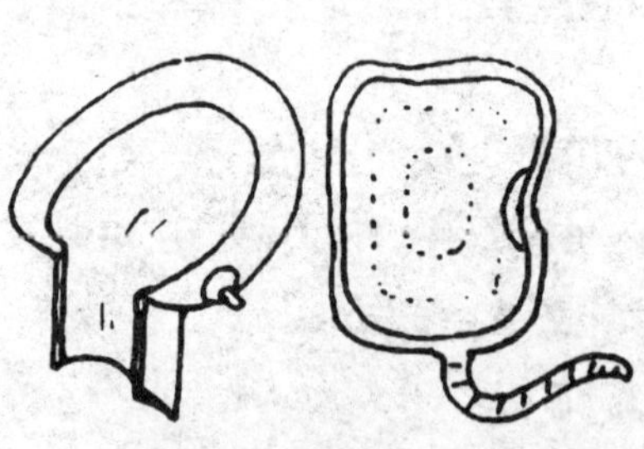

图 3—6　床上洗发器

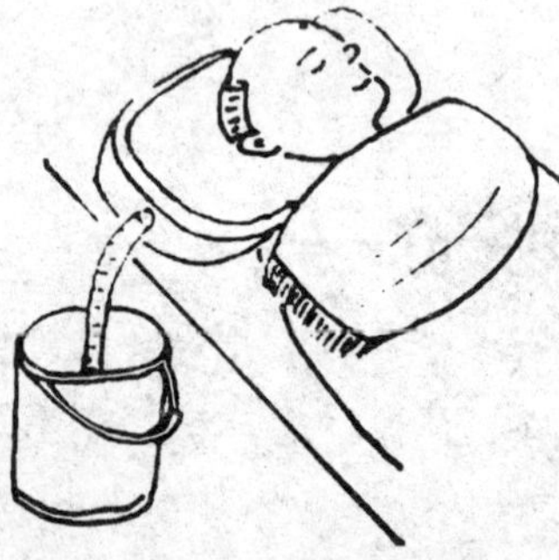

图 3—7　床上洗发器洗头

2）马蹄形垫洗头法

马蹄形垫制作方法：如图 3—8 所示，用数张纸（可用废报纸代替）卷成筒状，外包浴巾再次卷起，围成马蹄形水槽，下覆大塑料布或橡胶单。

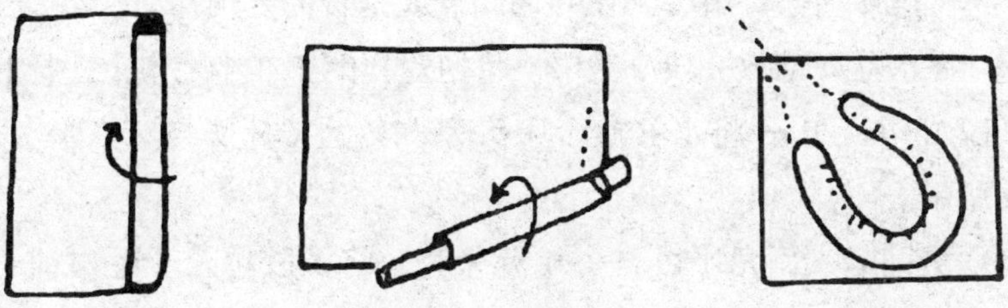

a）数张纸卷起　　b）放于浴巾上卷起　　c）上覆塑料布

图 3—8　马蹄形垫制作

① 准备物品：自制的马蹄形垫洗发器、毛巾两条、洗发液、梳子、水壶（内盛 40 ～ 45℃温水）、污水桶，必要时备电吹风。

② 关闭门窗→调节室温。

③ 操作前做好解释工作并询问老人是否需要便器。

④ 协助老人平卧→将枕头下移至老人肩背部→将橡胶单平铺于床头至枕头上→用干毛巾垫在枕头的橡胶单上。

⑤ 松开老人衣领向内折→护理员一手托住老人的头部，另一手将自制的马蹄形垫洗发器垫于老人头下→另取一干毛巾围于老人颈部及所盖被上→将自制的马蹄形垫洗发器的开口端置于污水桶内，如图 3—9 所示。

⑥ 洗发操作同床上洗发器洗头方法。

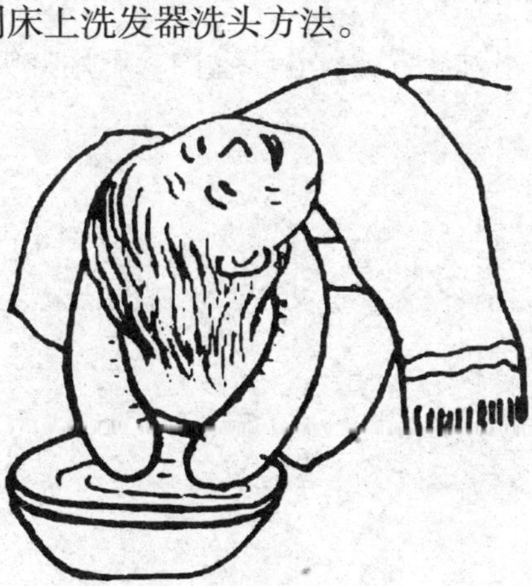

图 3—9　马蹄形垫洗发

3）扣杯洗发法

① 准备物品：小毛巾两块、毛巾两条、洗发液、梳子、水盆、水壶（内盛 40 ~ 45℃温水）、搪瓷杯一只、污水桶、软橡胶管一根，必要时备电吹风。

② 关闭门窗→调节室温。

③ 在操作前做好解释工作并询问老人是否需要便器。

④ 在水盆底部放一块小毛巾→将搪瓷杯倒扣在小毛巾上→杯底上垫一块四折的小毛巾→将水盆放于床头旁方凳上（杯底与床齐平），如图 3—10 所示。

⑤ 协助老人斜角平卧，头靠近床旁→将橡胶单及干毛巾铺于枕头上→枕头下移至老人肩背部。

⑥ 松开老人衣领向内折→托起老人头部枕于杯底毛巾上→用棉球堵塞双耳→另取一干毛巾围于老人颈部及所盖被上，如图 3—11 所示。

⑦ 洗发操作同床上洗发器洗头方法。

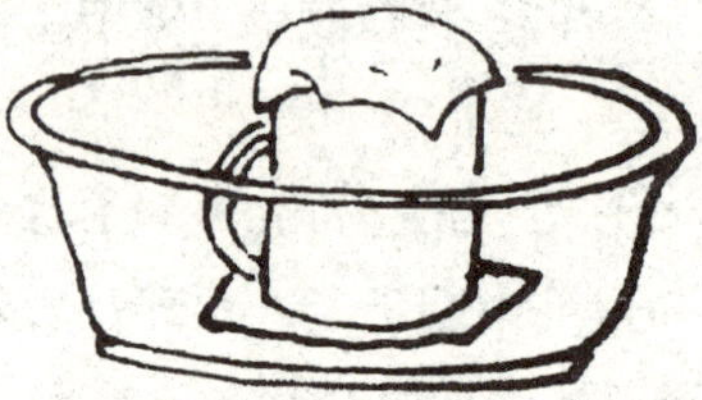

图 3—10　扣杯制作

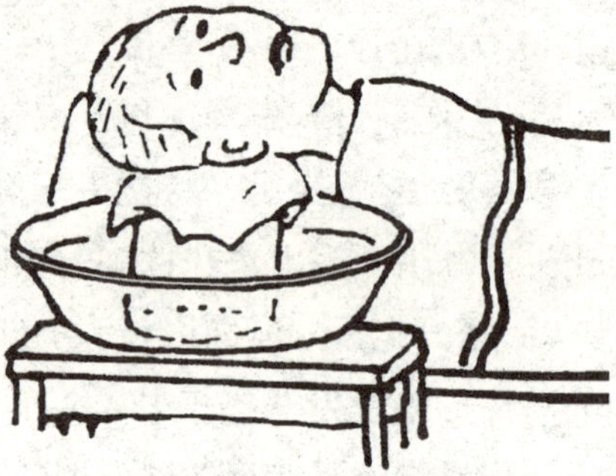

图 3—11　扣杯洗发

⑧ 盆内污水较多时，置橡胶管于盆内，利用虹吸原理将污水引入地上污水桶内。

提　示

☆操作中要防止水流入老人眼、耳内或沾湿衣服、床单，如已沾湿要及时更换。

☆操作要轻快，以减少老人的不适和疲劳。

3．皮肤清洁

（1）清洁面部、双手

1）准备物品：脸盆（内盛 40 ~ 45℃左右温水）、塑料布或橡胶单、毛巾、香皂、面霜等。

2）关闭门窗→调节室温。

3）协助半自理老人坐起→被子上铺塑料布或橡胶单→将内盛温水的脸盆放在上面。

4）协助老人挽起衣袖→用清水湿润面部→涂擦香皂清洁面部、手臂和双手→再用清水洗净。

5）用毛巾擦干面部、手臂及双手→撤去脸盆与塑料布或橡胶单。

6）在面部及双手涂擦面霜→整理用物。

提　示

☆ 40℃左右温水测试方法：可用手放进水盆内，感觉温热不烫手。

☆水温不可过热，以防烫伤。

☆脸盆放平稳，以免歪斜打湿被褥和衣物。

（2）足部清洁

1）准备物品：脚盆（内盛温水 40 ~ 45℃左右）、塑料布或橡胶单、擦脚毛巾、香皂等。

2）关闭门窗→调节室温。

3）向老人说明要为老人洗脚→掀开盖被→协助老人取仰卧屈膝位（膝下可垫枕头）。

4）足下铺塑料布或橡胶单→裤子下端向上卷至膝部。

5）将内盛温水的脚盆在塑料布或橡胶单上放平稳。

6）将老人的一只脚放入脚盆浸湿→涂擦香皂→用小毛巾清洗踝部、足底、脚面、趾缝→用清水洗净。同法清洗另一只脚。

7）撤去脚盆→用擦脚毛巾擦干双脚→整理用物。

提　示

☆水温不可过热，以防烫伤。

☆脚盆放稳，以免打湿被褥，一旦弄湿及时更换。

☆注意趾缝处要洗净。

（3）女性老人会阴部清洁。对不能自理的女性老人，为保持会阴部清洁，常采用会阴冲洗方法。

1）准备物品：水盆、一次性尿垫、毛巾、冲洗壶（内盛40℃左右温水）、清洁的衣裤、浴巾、便盆等。

2）关闭门窗→调节室温→注意适当遮挡老人。

3）向老人解释征得同意→掀开被尾向远侧折叠→扶助老人脱下远侧裤腿盖在近侧腿上→取仰卧屈膝位。

4）臀下垫一次性尿垫→护理员一手托起老人的骶尾部，另一手将便盆放在老人臀下。

5）护理员一手持冲洗壶自上而下冲洗，另一手用小毛巾擦洗会阴部→先擦洗中间，再擦洗两侧，如图3—12所示。

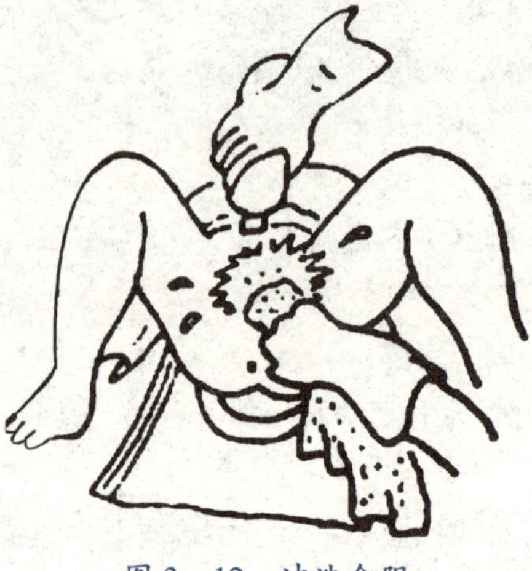

图3—12　冲洗会阴

6）冲洗干净后撤去便盆→用毛巾擦干会阴部及臀下水渍→撤去一次性尿垫→为老人穿好裤子→整理床铺和物品。

提　示

☆水温不可过热，以防烫伤。

☆不可过多暴露老人，并注意老人的保暖。

☆操作动作要轻稳，避免打湿被褥，如有污染及时更换。

（4）沐浴。老年人沐浴多采用淋浴和盆浴。对于病情稳定但卧床不能自理的老年人，建议采用床上擦浴。

1）淋浴：需要具备淋浴设施。

① 准备物品：毛巾、浴巾、浴液、洗发液、清洁衣裤、梳子、洗澡椅等。

② 关闭门窗→浴室温度冬季以 24 ~ 26℃为宜→调节水温 40℃左右。

③ 向老人解释征得同意→携用物至浴室内→搀扶（或用轮椅运送）老人到浴室→协助老人脱去衣裤（老人肢体有活动障碍时，应先脱健侧后脱患侧）→搀扶老人坐在洗澡椅上，如图 3—13 所示。

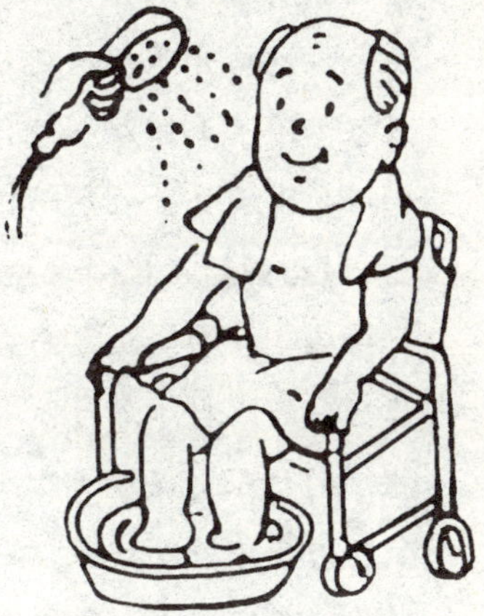

图 3—13　淋浴

④ 为老人洗头（参照坐位洗头）→湿毛巾涂浴液擦洗面部、耳后、颈部、双上肢、胸部、腹部、背臀部、双下肢、会阴部等处→淋浴冲净身体→关闭水龙头。

⑤ 用毛巾（或浴巾）擦干头部、双上肢、胸腹及背部→搀扶老人站起→尽快擦干臀部、会阴及双下肢。

⑥ 搀扶老人坐在椅子上→协助更换清洁衣裤（老人肢体有障碍时，应先穿患侧后穿健侧）→搀扶老人（或用轮椅运送）回床休息。

⑦ 整理用物→将换下的衣裤进行清洗处理。

提　示

☆浴室不要从内插门，以免发生意外时，外人不能进入。可在门把手上悬挂示意标牌。

☆浴室地面应放置防滑垫，以防老人滑倒。

☆调节水温时，先开冷水后开热水，避免老人着凉或烫伤。

☆老人淋浴时间不可过长，水温不宜过热，以免发生头晕等不适。

☆淋浴应安排在饭后 1 小时，以免影响食物的消化与吸收。

☆随时询问和观察老人的反应，如有不适，应立即停止洗浴。

案例与点评

某男性老人，年龄77岁，身体健康，爱好运动。虽然老伴去世多年，但个人性格开朗喜欢交友，没有出现过度孤独的不良情绪。现儿女均已成家单过，平日家中只有他和护理员。老人每次沐浴时总是习惯将浴室的门从内反锁，他表示反锁门后洗澡会踏实、安全。

【点评】这位老人虽然身体健康，没有慢性疾病，但毕竟年事已高，机体的生理功能正在向衰退发展，对外界的抵抗力、反应力均有不同程度的下降。当沐浴时随着室内温度的增高，机体外周的血管会出现不同程度的扩张，而脑部则处于暂时缺血的状态，此时老人极易出现头晕、眼花、出冷汗等现象，一旦有此反应老人应立即停止洗浴、脱离浴室。所以，为保证老人的安全，老人沐浴时不可反锁浴室门，但可在浴室的门后放置椅子，以备老人有异常或不适时，给予及时有效的救护。

2）盆浴：需具备浴盆设施。

① 准备物品：毛巾、浴巾、浴液、洗发液、清洁衣裤、梳子、座椅等。

② 关闭门窗→冬季调节浴室温度24 ~ 26℃为宜→浴盆内水量1/3 ~ 1/2，水温40℃左右。

③ 向老人解释征得同意→携用物至浴室→用手测试水温（手感觉温热不烫手，或根据老人的习惯而定）。

④ 搀扶（或用轮椅运送）老人进入浴室→扶助老人脱去衣裤（老人肢体有障碍时，先脱健侧后脱患侧）。

⑤ 搀扶老人进入浴盆坐稳→叮嘱老人双手扶住盆沿或扶手，如图3—14所示。

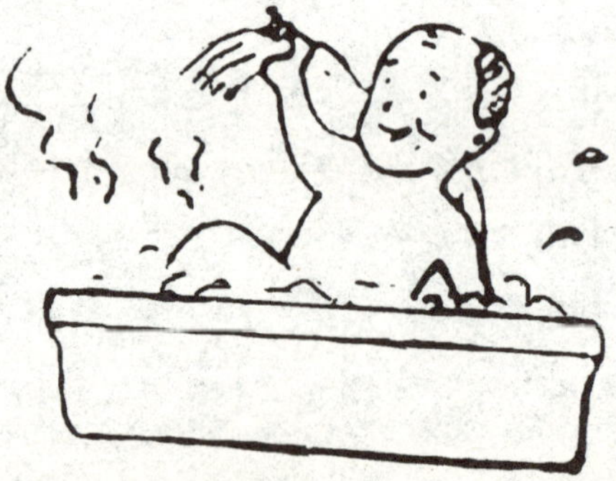

图3—14　盆浴

⑥ 操作顺序、方法同淋浴。

⑦ 排掉浴盆内污水→用毛巾擦干老人身体→将老人搀扶出浴盆→在座椅上为老人更换清洁衣裤（老人肢体有障碍时，先穿患侧后穿健侧）→搀扶（或用轮椅送回）老人回床休息。

⑧ 整理用物→换下的衣裤进行清洗处理。

提　示

☆洗浴时间以 30 分钟为宜，其中在浴盆中的时间限为 20 分钟。

☆老人盆浴时，护理员不可离开浴室，避免发生意外。

3）床上擦浴

① 准备物品：水盆、毛巾、浴巾、浴液、梳子、指甲剪、橡胶单、清洁衣裤、暖水瓶、污水桶等。

② 关闭门窗→浴室温度冬季以 24 ~ 26℃为宜。

③ 向老人解释征得同意→按需要给予便器。

④ 携用物置床旁→水盆内倒入凉水和热水→勾兑水温至 40 ~ 45℃。

⑤ 面部清洁：浴巾铺于枕头上→毛巾盖在胸前→将小毛巾浸湿后拧干→对折成四层（见图 3—15）→用小毛巾的四个角分别擦洗双眼的眼角分泌物（内眦和外眦，见图 3—16）→洗净小毛巾→将小毛巾包裹在手上（见图 3—17）→分别用浴液、清水擦拭额部、鼻部、两颊、耳后、颈部（额部由中间向左右擦洗，鼻部由上向下擦洗，面颊由鼻唇、下颌向左右面颊擦洗，颈部由中间向左右擦洗，见图 3—18）→洗净毛巾擦干脸上的水迹（每擦洗一个部位需清洗毛巾）。

⑥ 手臂清洁：脱去老人一侧衣袖，暴露手臂→将浴巾铺于手臂下→将小毛巾包裹在手上→分别用浴液、清水由前臂向上臂擦拭→洗毕用浴巾擦干。同法擦洗另一侧手臂，如图 3—19 所示。

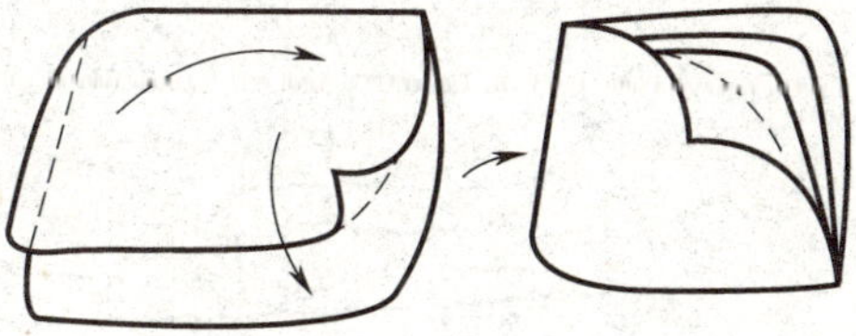

图 3—15　折叠小毛巾

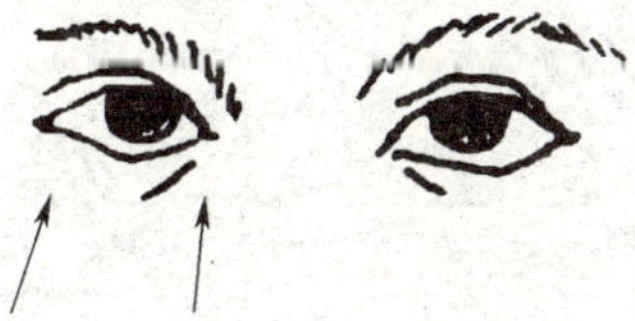

图 3—16　擦拭双眼

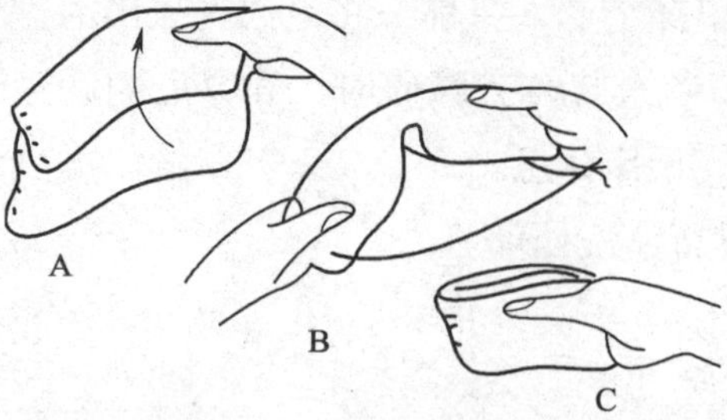

图 3—17　小毛巾包手法

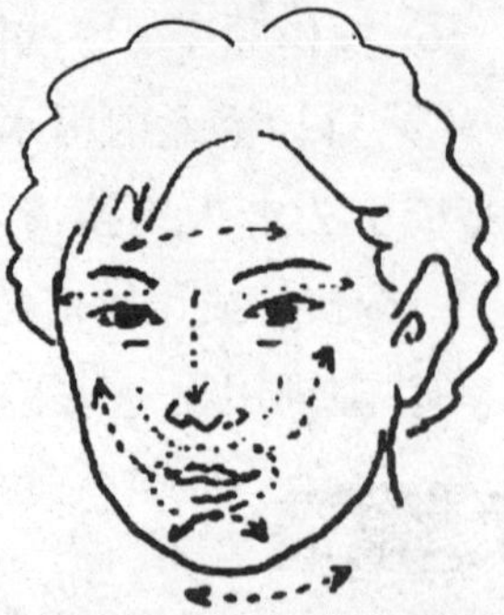

图 3—18　面部擦洗顺序

或者铺塑料布或橡胶单→将内盛 40℃左右温水的水盆放在上面→为老人洗净双手，如图 3—20 所示。

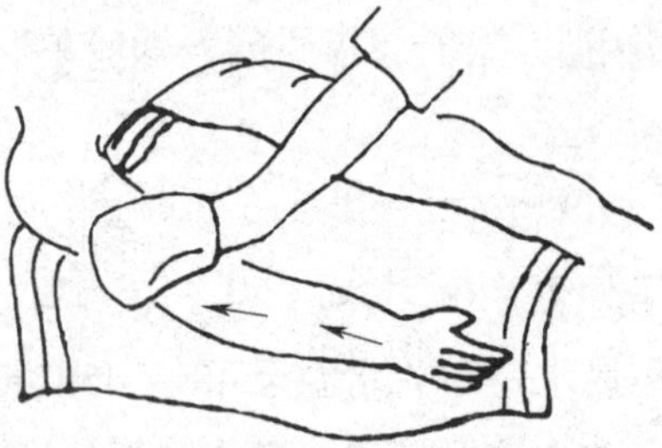

图 3—19　床上手臂擦洗

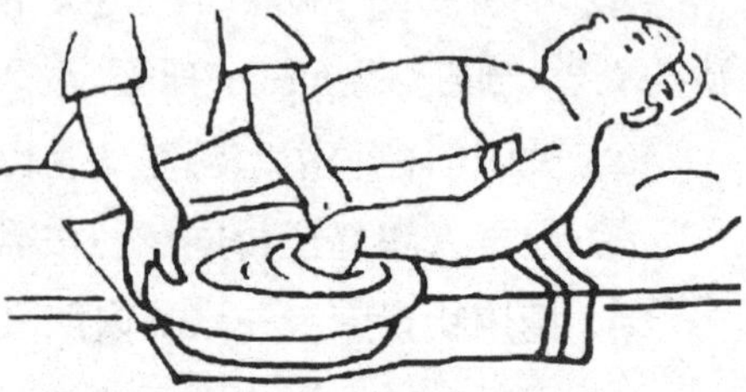

图 3—20　床上洗手

⑦ 胸部清洁：将老人盖被向下折叠→胸部用浴巾遮盖→小毛巾包裹在手上→分别用浴液、清水由颈部向下擦洗胸部及两侧→擦净皮肤皱褶处（如腋窝、乳房下垂部位）→擦洗过程中及时打开与遮盖浴巾（避免过多暴露而致老人受凉），如图 3—21 所示。

⑧ 腹部清洁：将老人盖被向下折至大腿上部→浴巾遮盖胸腹部→小毛巾包裹在手上→分别用浴液、清水由上腹部向下腹部擦洗→擦净肚脐皱褶处→擦洗过程中及时打开与遮盖浴巾（以防老人受凉），如图 3—22 所示。

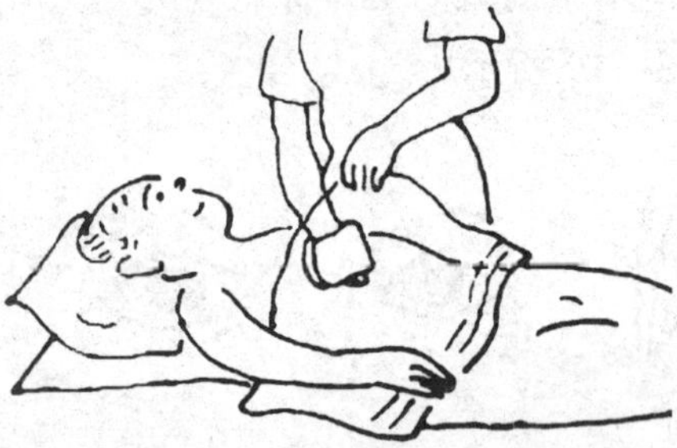

图 3—21　胸部擦洗

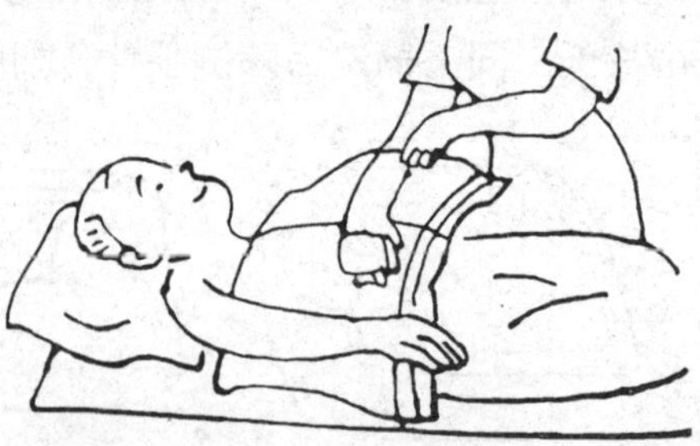

图 3—22　腹部擦洗

⑨ 背臀清洁：协助老人翻身侧卧→背部朝向护理员→将背部盖被向上折→暴露背部及臀部→浴巾铺于背、臀下→将浴巾向上反折适当遮盖背臀部→小毛巾包裹在手上→分别用浴液、清水由腰骶部螺旋形向上至肩部擦洗全背→再擦洗臀部→用浴巾擦干→更换清洁上衣，如图 3—23、图 3—24 所示。

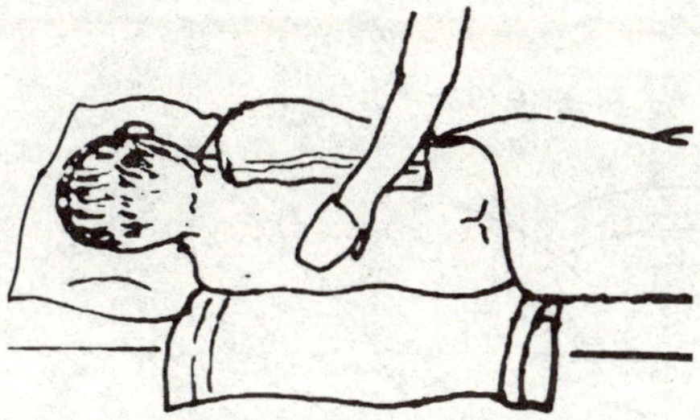
图 3—23 背部清洁

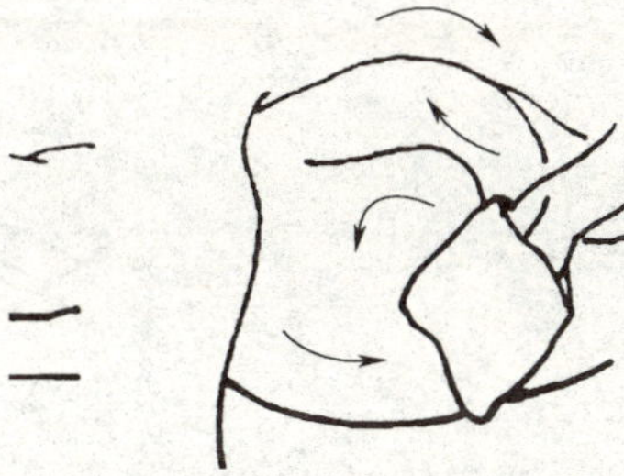
图 3—24 臀部清洁

⑩ 下肢清洁：协助老人取平卧位→暴露一侧下肢用浴巾半铺半盖→小毛巾包裹在手上→另一只手扶住老人下肢踝部固定成屈膝状→分别用浴液、清水由小腿向大腿方向擦洗→用浴巾擦干下肢。同法擦洗对侧下肢，如图 3—25 所示。

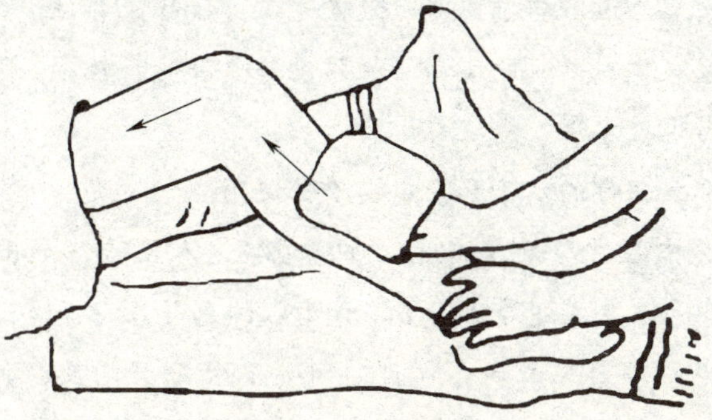
图 3—25 下肢清洁

⑪ 足部清洁：将老人盖被的被尾向上折→取一软枕垫在老人膝下→橡胶单和浴巾铺于足下→水盆盛水约 1/3 满放在浴巾上→将老人一只脚浸于水中→用小毛巾清洗各部位（注意脚趾缝）→洗净后放在浴巾上。同法清洗另一只脚→撤去水盆→用浴巾擦干双足，如图 3—26 所示。

⑫ 会阴部清洁：小毛巾涂擦浴液由会阴上部向下至肛门部擦洗→洗净毛巾再次擦拭至清洁无异味，如图 3—27 所示。

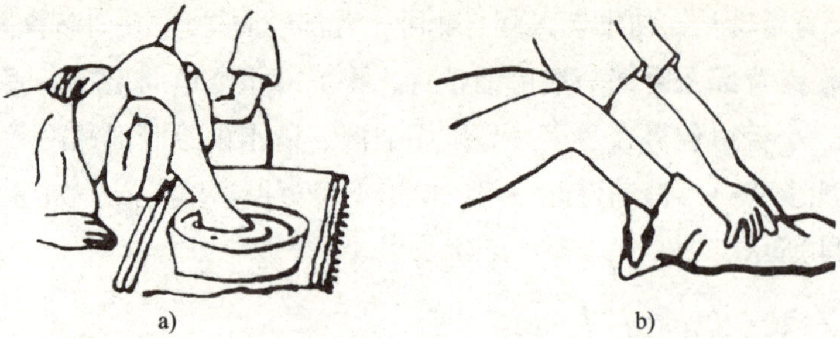

图 3—26　足部清洁

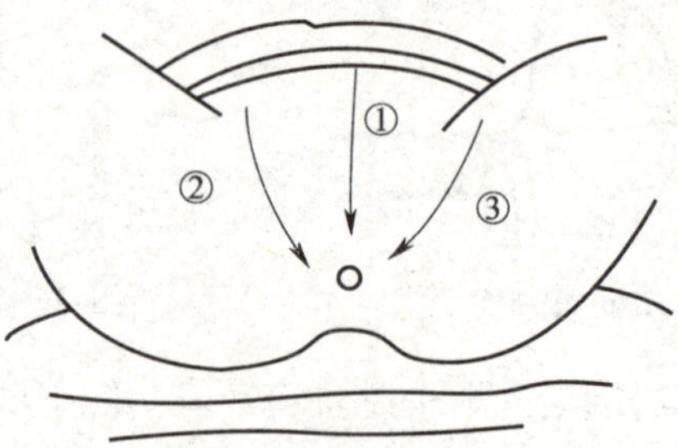

图 3—27　会阴部清洁

提　示

☆床上擦浴过程中，要随时遮盖老人身体暴露部位，以防着凉。

☆尽量减少对老人的翻动，操作动作要敏捷、轻柔。

☆及时调整水温，更换热水。

☆清洗会阴部的水盆和毛巾要单独使用。

☆擦洗中经常与老人沟通；注意观察老人反应，如出现寒战、面色苍白等情况，要立即停止擦浴，让老人休息并注意保暖。

☆为老人擦浴站立时，护理员可两脚稍分开，使身体重心降低；端水盆时，尽量靠近自己的身体，以减少体力消耗。

4．修剪指（趾）甲

（1）准备物品：指甲刀、毛巾或纸巾。

（2）可在老人沐浴后修剪（沐浴后老人的指甲较软，便于修剪）。

（3）平日如果老人指甲较硬，可先用温水浸泡 5 ～ 10 分钟。在手下（或足下）垫纸巾修剪指甲，先剪手指甲，后剪脚趾甲。修剪完毕用纸巾包裹碎屑弃掉，整理床铺。

提 示

☆不可修剪得过深过短，不可损伤皮肤，尤其对患有糖尿病的老人。

☆修剪手指甲最好用圆剪，脚趾甲最好用平剪。

5．穿脱（更换）衣裤

（1）协助老人脱、穿开襟上衣方法（见图 3—28）

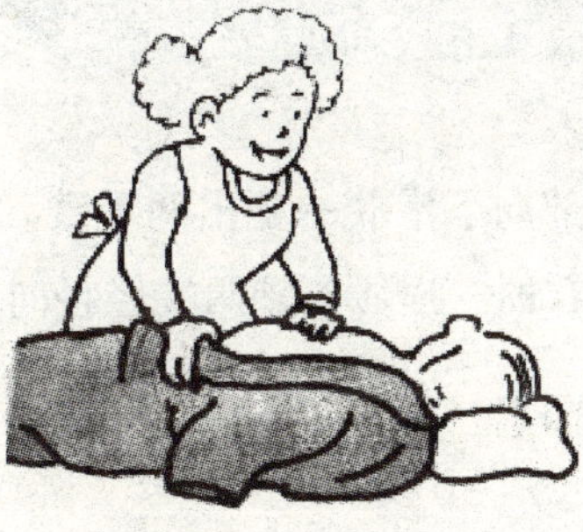

a）

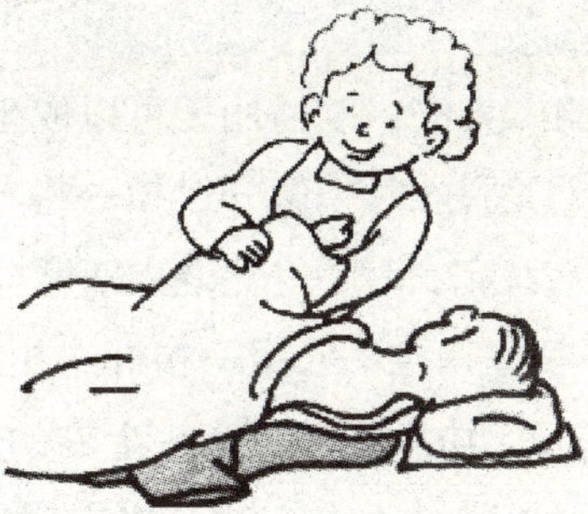

b）

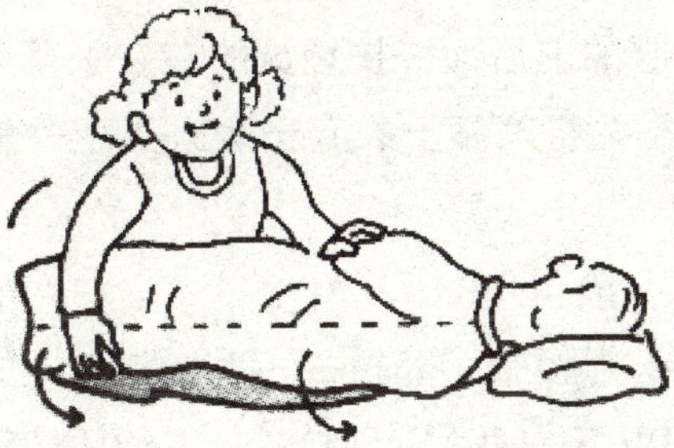

c）

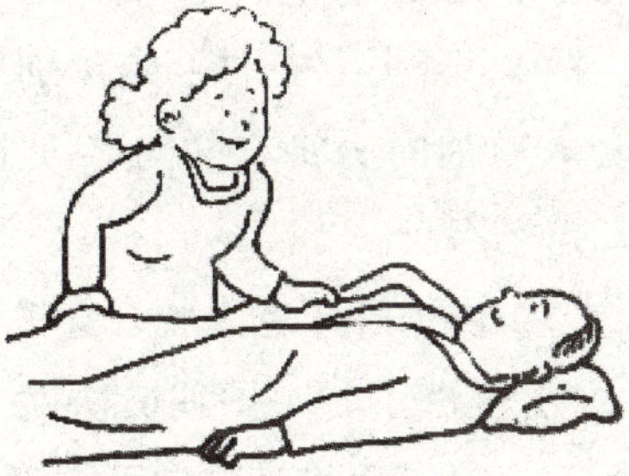

d）

图 3—28 协助卧床老人穿开襟上衣

1）准备柔软、透气性好的合体上衣（以棉制服装为宜）。

2）关闭门窗，调节室温。

3）方法一：适用于人处于卧床状态。

① 脱衣时护理员双手分别扶住老人肩部和髋部。

② 协助老人翻身侧卧面向护理员。

③ 解开纽扣脱去上面衣袖→把干净上衣衣袖套好。

④ 将换下的衣服卷至老人身下→同时将干净衣服平整掖于老人身下。

⑤ 协助老人平卧→将换下的衣服从另一手臂上褪下→将干净衣服从身下拉出→穿好另一侧衣袖，整理、拉平衣服→扣好纽扣。

提　示

如果老人有一侧手臂不灵活时，先穿手臂不灵活的一侧衣袖，再穿较灵活的一侧；脱衣时先脱手臂灵活的一侧衣袖，再脱手臂不灵活的一侧衣袖。

4）方法二：适用于可以取坐位的老人。

① 脱衣时：解开纽扣→将衣服由肩部向下滑脱→褪出两手臂。

② 穿衣时：先让老人双臂分别插进衣袖→捏住衣领两端轻轻向上提拉→整理、拉平衣服→扣好纽扣。

（2）协助老人穿套头上衣的方法

1）脱套头上衣时：将衣服向上拉至胸部→分别脱出左右手臂→护理员一手托起老人头颈部，另一手将套头衫完全脱下。

2）穿套头上衣时：先辨别好衣服的前后面→护理员的左右手臂分别套入衣袖内→将衣袖向老人上臂拉并将圆领上衣套于老人头上→整理、拉平衣身。

（3）协助卧床老人脱、穿裤子的方法

1）脱裤子时：护理员协助老人松开腰带、裤扣→一手托起老人的腰骶部→另一手将裤腰向下褪至臀部以下→两手分别拉住老人的两裤管口→向下将裤子完全脱下。

2）穿裤子时：护理员左手臂套入老人一条裤管→轻握老人脚踝→右手将裤管向老人大腿方向提拉→同样方法协助老人穿好另一条裤管→向上提拉裤腰接近臀部→协助老人侧卧→将裤腰拉至腰部→再帮助老人平卧→系好裤扣、腰带（老人裤子选择松紧带的为好）。

提　示

☆在进行各项操作前应向老人解释，说明操作目的、方法，征得老人同意以便取得合作。

☆操作前须修剪指甲并将物品准备齐全，以保证操作的连贯性。

还需关闭门窗，避免老人受凉，必要时用屏风遮挡老人。调节好室温，以22～26℃为宜。

☆操作过程中经常询问老人有无不适，避免过多翻动和长时间暴露老人身体。

☆为老人选择衣裤时，尽量选择开襟上衣和松紧带裤子。为方便操作，应注意衣裤的码放顺序：先穿的放在上面，后穿的放在下面。

6. 更换被服及整理床铺

（1）更换床单

1）护理员先戴好帽子、口罩，准备扫床刷、床刷套（消毒液浸泡后拧至半干）。清洁床单、被罩、枕套按使用顺序码放在椅子上（先用的放在上面）。

2）站在老人床旁松开床单四边→将床单两边分别向床中线卷起→再把床单的床头、床尾两端向床中线卷起。

3）给床刷套上床刷套→清扫褥垫上的渣屑→将清洁床单平整铺于床上→四边折于床垫下→将床单表面绷紧，应无皱褶。

（2）更换被罩

1）松开棉被各边→平铺于床上→从被罩内撤出棉胎，置于床尾（呈S形）→撤下被罩。

2）将清洁被罩平铺于床上→将棉胎装入被罩→整理棉被至平整→将棉被两侧内折（成被筒）→将被尾向下折叠平整。

（3）更换枕套

1）将枕芯从枕套内撤出→将清洁枕套翻转使里面朝外。

2）护理员的双手插入枕套内并分别捏住枕套两个内角→使枕套两个内角对准枕头两角并捏住→翻转枕套→将枕头套入并整理平整。

提　示

☆清扫床铺时，劝老人暂时离开房间。

☆床刷布套不可过湿，一床一套，不可重复使用，避免交叉感染。

二、预防压疮的发生

压疮是由于身体局部组织长期受压，血液循环受到阻碍，局部持续性缺血、缺氧、营养不良而导致的局部软组织溃烂和坏死。压疮也称压力性溃疡。

1．压疮发生的原因

（1）皮肤受压。长时间不改变身体的姿势或进行固定性治疗、保护性措施的松紧不适宜、衬垫不当等，都会导致皮肤受压，局部血液循环不畅。

（2）摩擦刺激。老人半卧位时体位不稳定，身体向下滑动发生摩擦，内衣、床单、被褥不平整、床上有碎屑等原因都会使皮肤受损伤。

（3）潮湿、污渍的刺激。皮肤经常受潮湿、污渍等刺激，如汗液、大小便失禁等。

（4）营养不良。营养不良是发生压疮的内在原因。

2．压疮好发部位（见图 3—29）。

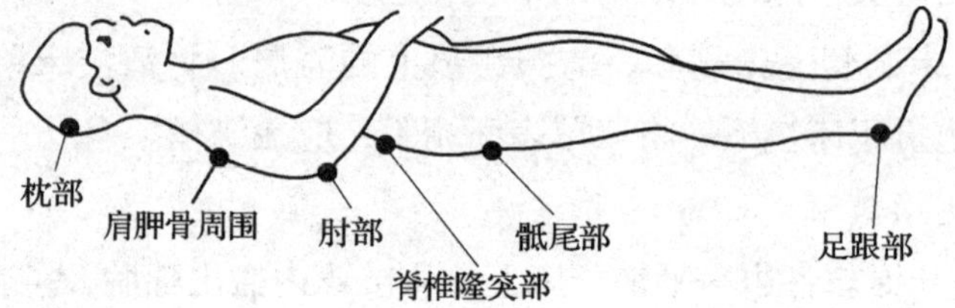

a）仰卧位

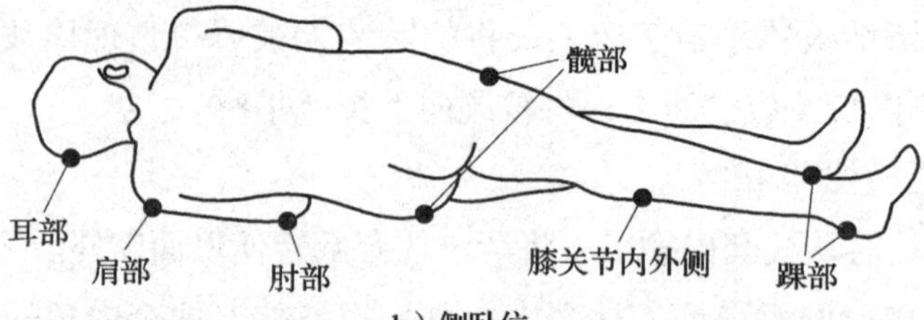

b）侧卧位

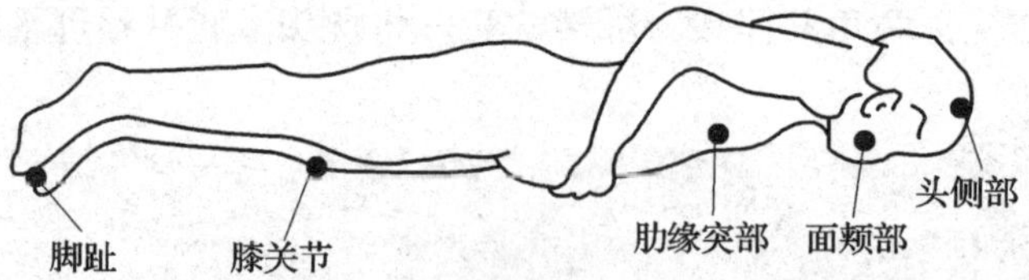

c）俯卧位

图 3—29　压疮好发部位

（1）仰卧位：枕部、肩胛部、肘部、脊椎隆突处、骶尾部、足跟部。

（2）侧卧位：耳郭、肩峰、髋部、膝关节内外、内外踝部。

（3）俯卧位：面颊部、肋缘突部、膝关节、脚趾。

3．预防压疮的方法

（1）准备物品：床刷及布套、水盆（内盛 40℃左右温水）、毛巾、浴巾、治疗碗（内盛 30% ~ 50% 酒精约 50 毫升）、乳液、软枕、不同形状压疮垫（见图 3—30）。

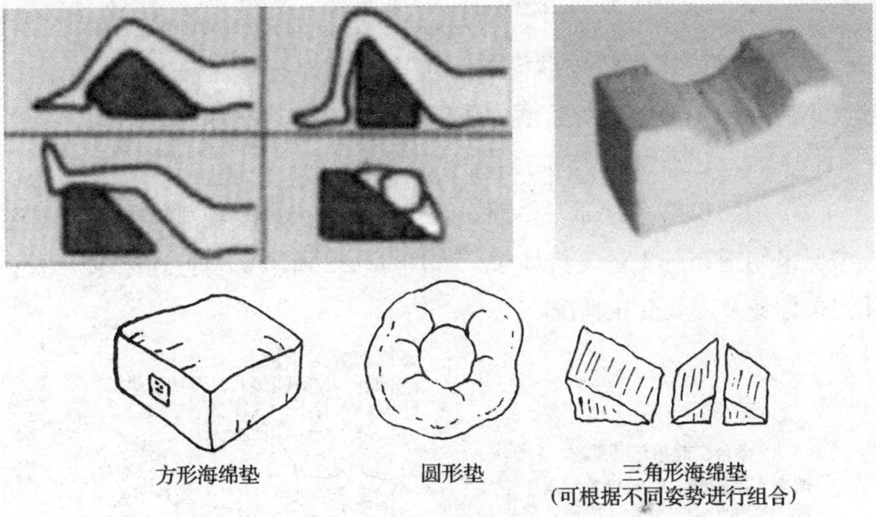

图 3—30　预防压疮用品

（2）护理员衣帽整洁，清洗并温暖双手。关闭门窗→冬季调节室温至 22 ~ 26℃。

（3）协助老人侧卧，背部朝向护理员（翻身时应将老人抬起，避免拖、拉）→翻身侧卧后根据老人身体情况可将枕头放于胸腹前及膝部下面（以保持体位稳定、舒适）。

（4）暴露背部及骶尾部位→检查受压部位皮肤情况→浴巾铺于背、臀下→用温热毛巾擦净全背皮肤。

（5）双手掌心涂擦适量乳液或应用 30% ~ 50% 酒精为老人进行全背按摩 3 ~ 5 分钟。按摩顺序：从骶尾部开始，沿脊柱两侧边缘向上按摩至肩部，做环形动作按摩，按摩后轻轻滑至臀部尾骨处，如此反复数次。再用拇指指腹由骶尾部开始沿脊柱按摩至第七颈椎处，力量要足够刺激肌肉组织，如图 3—31 所示。

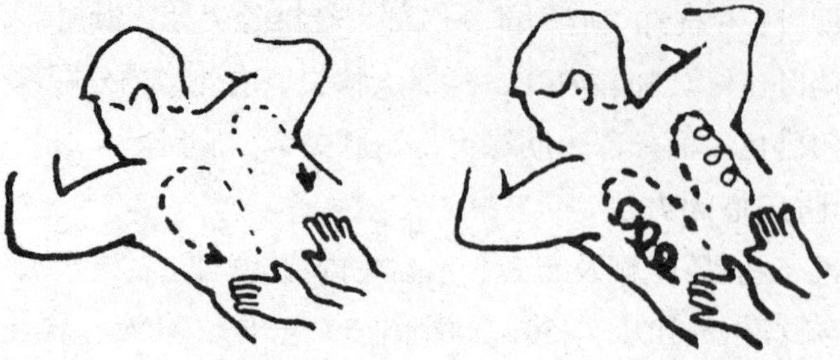

a)　　b)

图 3—31　全背按摩

（6）如果受压部位皮肤完好，可进行局部按摩。按摩方法：用手掌大小鱼际蘸少许酒精后紧贴皮肤行环形动作按摩，压力要均匀，每次 3 ~ 5 分钟。按摩中随时询问和观察老人的反应。

（7）用浴巾擦净背部→整理衣服→协助老人恢复舒适体位（根据老人情况采用适当的支垫支持体位，如图 3—32 所示）→整理床单→洗手并记录翻身及皮肤受压情况。

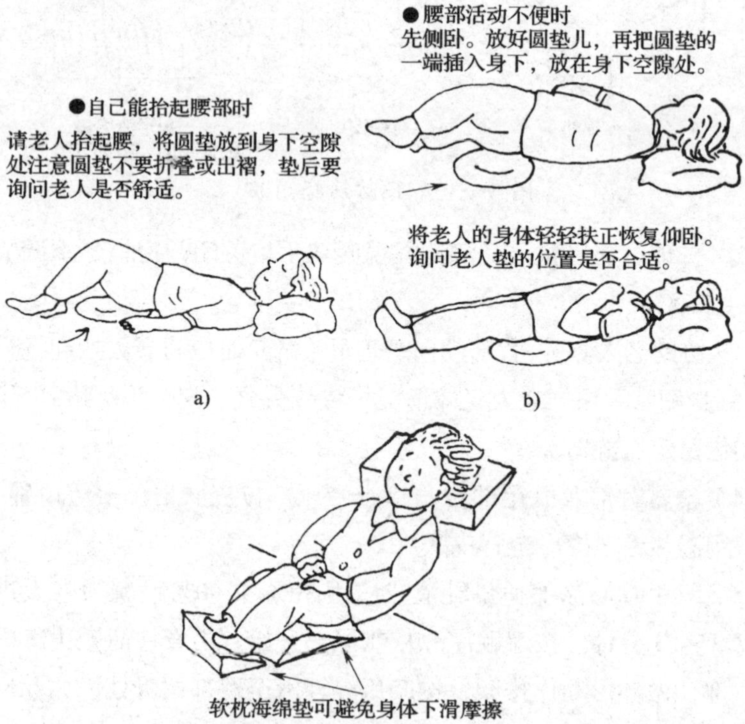

c)

图 3—32　支垫支持体位

（8）对年高体弱易发生压疮的老人也可在床铺上垫“充气式压疮垫”进行预防，如图3—33所示。

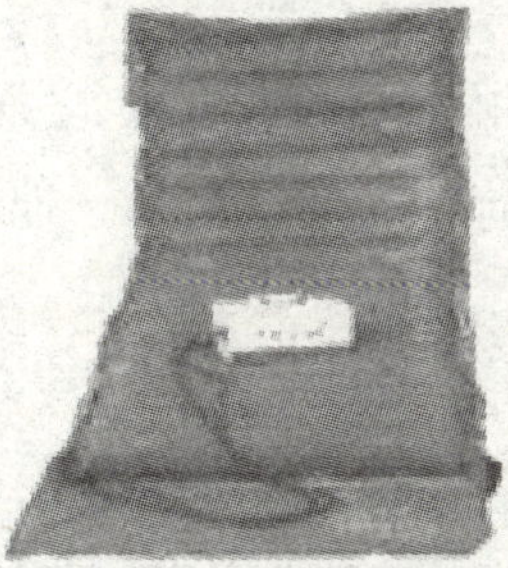

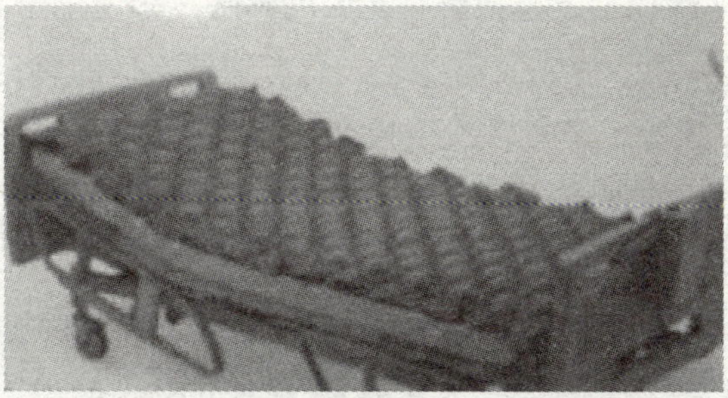

图3—33 预防压疮的床垫

提 示

☆一般情况每2小时为老人翻身1次，必要时1小时翻身1次。

☆不可将老人直接卧于橡胶单上，橡胶单上必须铺好中单或其他棉制物品。

☆使用海绵垫等物品时，外面须加布套。

☆老人局部皮肤有轻度压伤变色时，不可再按摩，以防加重损伤。

第二节 睡眠照护

睡眠是健康的需要。睡眠是人类赖以生存的必要条件，更是老人获得健康的必要因素。人体每天大约有1/3的时间在睡眠中度过，高质量、有规律的充足睡眠，有助于老人的健康与长寿。

一、影响睡眠质量的原因

1. 大脑老化

进入老年期后由于大脑皮层的抑制过程减弱，使睡眠时间减少，睡得不深并容易被吵醒、醒后不易再入睡，这是老年人大脑老化的表现。

2．腿部不适

（1）下肢痉挛。老年人常有下肢肌肉周期性收缩，有时一夜可发生30次以上，直接影响老人的睡眠。多发生于高龄老人。

（2）疼痛。有些老人总有腿部不适的感觉，如麻木、酸胀、沉重、疼痛、发凉等，经过多次变换各种姿势后才可减轻不适感和疼痛，而且一种姿势不能保持较长时间，需要夜间经常更换体位。

3．皮肤瘙痒

由于老年人的皮肤皮脂层逐渐变薄，使皮肤干燥、感觉神经末梢表浅，因此受外界轻微刺激即可引起瘙痒，也会影响老年人进入深度睡眠。

4．夜间尿频

老年人的膀胱缩小，极易饱满；膀胱收缩无力，使尿液不容易完全排空；男性老人大多患有前列腺肥大，使夜尿次数增多，从而失去睡意。

5．慢性疾病

当老人有胃病或腹胀、关节肌肉等部位的疼痛或身体其他组织器官出现各种慢性疾病时，都会影响老人的正常睡眠。

6．其他因素

（1）心理方面。老年人可因各种原因导致情绪低落、恐惧、悲伤、紧张、抑郁等心理状态，使老人出现入睡困难、早醒、多梦等现象。

（2）运动和活动。适当的运动或活动能促进睡眠，而不运动、不活动或过度运动、劳累都会降低睡眠质量甚至入睡困难。

（3）环境因素。空气污浊、灯光过强、环境嘈杂、房间温度过低或过高、床铺不舒适（被子不柔软、枕头高低和软硬不适度）等因素会影响睡眠；环境改变、作息改变也会影响睡眠。

（4）睡眠节律及其他。如更换睡眠地点、不安稳的旅途生活等，可能破坏老人的睡眠节律；睡前饮用浓茶、咖啡等饮料或不适当使用安眠药，睡前看兴奋性过高的电视或杂志，都会影响老年人的睡眠。

二、帮助老人睡眠

1. 了解平日睡眠习惯

了解老人每晚需要睡眠几小时，每天几点就寝、早晨几点起床，睡前有没有特殊习惯，如喝热饮料、热水坐浴或背部按摩等，睡前是否需要服药等。

2. 安排舒适的睡眠环境

（1）室温和光线

1）根据老人的要求和习惯，关闭门窗调节室内温湿度。

2）拉上窗帘、关闭照明灯，可根据需要打开卫生间的照明，创造舒适、安静、光线暗淡的睡眠环境。

（2）通风换气。在老人入睡前的 1 小时，将卧室门和窗户打开，保证空气流通和新鲜。一般通风时间大约为 20 分钟。

（3）安静与安全

1）老人睡眠的环境不要有噪声。做各项照护工作时要尽量集中时间做，不要在老人入睡后操作；保持房间通道的通畅。有夜尿习惯的老人其床旁准备好便器。

案例与点评

某男性老人，79 岁，患脑栓塞 5 年并有一侧肢体活动障碍。平日性格倔强，虽然一侧肢体活动受限，但尽力自己完成日常的生活琐事。夜晚入睡前护理员总是将小便壶放在老人身旁并叮嘱老人夜间不要如厕，但老人一直坚持夜间如厕方便。

【点评】活动不便的老人夜间如厕非常不安全，极易造成跌倒、摔伤等意外。虽然老人心态积极，但身体的健康状况已不适宜夜间走动，所以当老人需要方便时应选择床旁的便器。

2）叮嘱老人晚饭吃得不要过饱，宜进食清淡而易消化的食物。叮嘱老人睡前不喝浓茶、咖啡、酒等饮料，更不要吸烟；睡前不看、不听带有刺激性的书报及新闻，如图 3—34 所示。

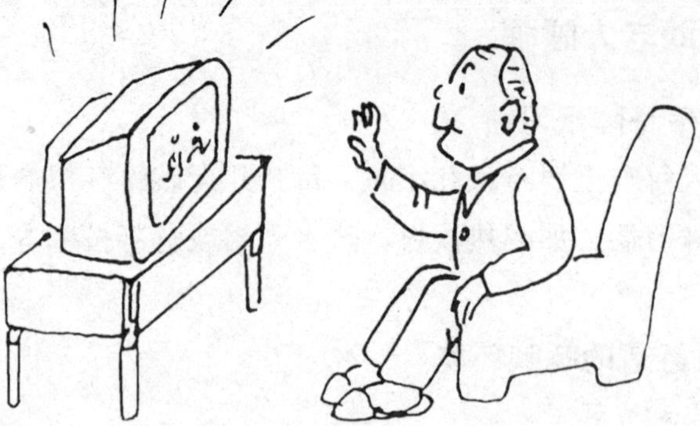

图 3—34　睡前不看新闻

3．诱导睡眠

（1）身体清洁与卫生。协助老人睡前清洁口腔；用热水洗脸、手、双脚；排空大小便；清洗会阴部和臀部。当老人双脚发凉时，要用温热水泡脚，确保老人身体清爽、温暖和舒适。

（2）整理舒适的床铺

1）铺好被褥，拍松枕头，枕头高低要合适。

2）根据季节冷暖增减盖被，冬季可使用热水袋或其他方法温暖被褥，但要注意在老人入睡前将热源拿掉或关闭，以防意外。老人身体上不要覆盖过重的被服。如图 3—35 所示。

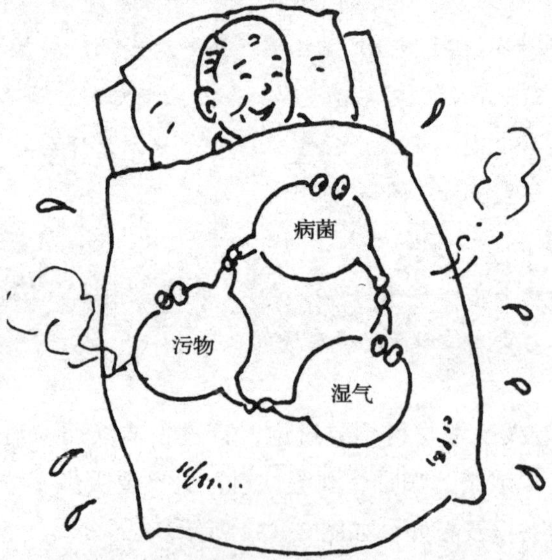

图 3—35　舒适的床铺及被褥

（3）调整好睡眠姿势。倾听老人主诉，对有腰部疼痛或关节痛的老人，要确保在身体充分放松和体位舒适的情况下入睡，必要时给予局部按摩（见图 3—36）、使用支托物支撑受压部位等措施，以减轻其疼痛。

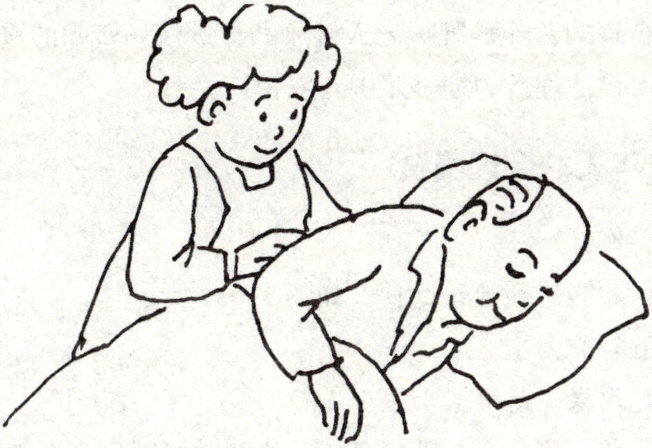

图 3—36　局部按摩

（4）心理安慰。护理员要注意观察老人的情绪。如果老人有不愉快或烦心的事情，要及时与老人谈心，陪伴老人，耐心倾听老人的诉说，并给予安慰。

4．药物使用

如果采用多种照护方法老人夜间仍然不能入睡时，应帮助老人口服安眠药。

相关链接

▼安眠药有成瘾等副作用，用药后要及时监测其作用。

▼不可随便乱用，给药必须事先有医嘱。

▼安眠药不可多用、常用，用药时间越短越好。

▼用药后须做记录，包括时间、药名、剂量、不良反应等。

第三节　饮食照护

老年人的消化系统功能减弱，咀嚼、吞咽、消化、吸收有不同程度的改变，而合理的营养是维护老人健康和促进疾病转归的重要手段。合理营养的获得与护理员的细心照护有着密切关系。

一、老年人的合理膳食

1．营养平衡

营养平衡才能达到健康饮食，如图 3—37 所示。

（1）以五谷类为主。

（2）多吃水果、蔬菜。

（3）肉、鱼、蛋、豆制品每日 4 ～ 5 两，奶制品每日 1 ～ 2 杯。

（4）控制油、盐、糖的摄入。

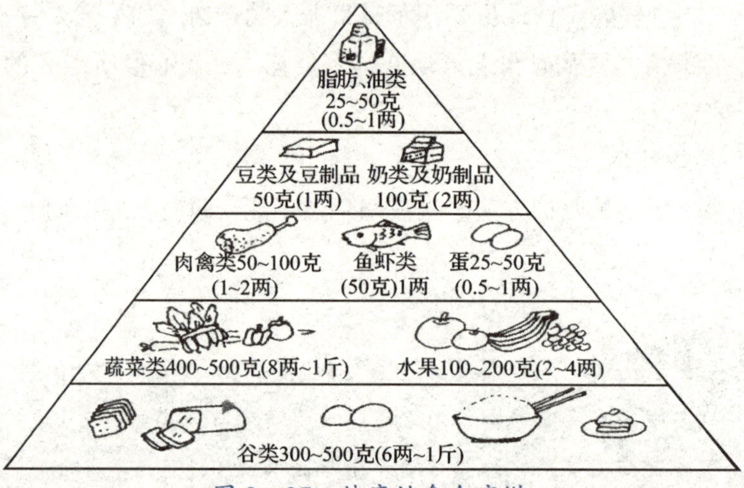

图 3—37　健康饮食金字塔

2．饮食原则

如图 3—38 所示。

（1）营养丰富、食料新鲜。保证足够的优质蛋白、低脂肪、低糖、低盐、高维生素和适量的含钙、铁食物。为老人烹饪时用的食料要新鲜，切忌使用变质的肉、菜，以保证老年人健康。

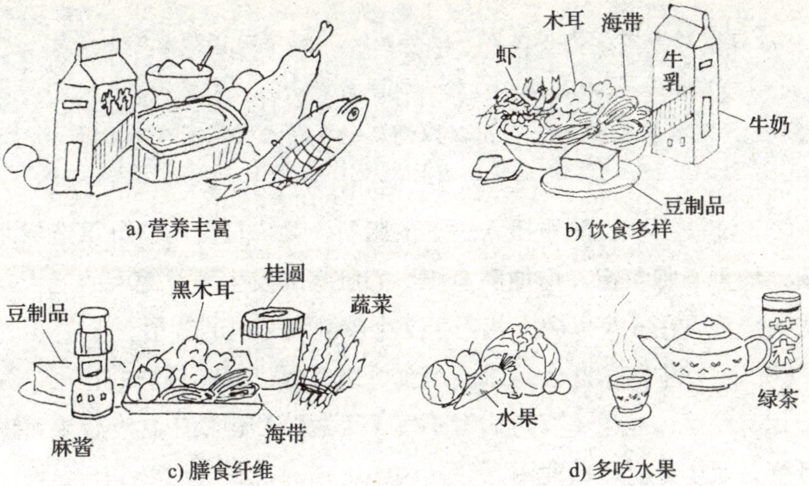

a) 营养丰富　b) 饮食多样　c) 膳食纤维　d) 多吃水果

图 3—38　饮食原则

（2）易于咀嚼、吞咽和消化。由于老年人牙齿缺损，咀嚼肌的张力低下，所以食物最好温热、细软、易于吞咽，既给牙齿咀嚼的机会，又容易消化和吸收。

（3）饮食多样、荤素搭配。吃多种多样的食物才能利用食物营养素互补的作用，达到营养全面的目的。荤菜和素菜的最佳比例为 1∶3，即一个荤菜、三个素菜。

（4）少食多餐，晚餐不宜过饱。老年人胃内容量降低，为了让老年人每天都能摄取足够的热量和营养，可在三次正餐之间各加餐一次，加餐的食物可以选择酸奶、麦片、粥类等。晚餐不宜过饱，以免影响睡眠或加重心脏负担。

案例与点评

某 83 岁老人，因平日少言寡语、肢体活动不便等原因而不愿走出家门，此后被医生诊断患有“轻度小脑萎缩症”。老人刚吃完饭又吵着要吃饭，大家轮流劝说仍然无效，无奈之下护理员给老人冲了碗麦片粥，老人的情绪渐渐平静下来。以后，护理员结合老人自身的健康情况，在满足一日食物的营养、热量供给的同时又满足老人食欲的需求，便在每日三餐之间安排老人进食米粥、燕麦片、酸奶等。每餐的空间为老人读报、收听广播，一直到老人安详离世。

【点评】 由于老年人胃内容量的减小和机体消化功能的减退，少吃多餐是帮助老年人日常饮食的基本原则和方法。当食量不足时，可采取增加进餐次数等措施给予补充，以满足老年人正常膳食营养的需求。

（5）清淡少盐，防止摄入过多的脂肪。食入过量的盐分可造成水钠潴留，加重心脏负担，增加高血压、心脏病的发生率。健康的老人每日摄入的盐量应在 6 克以内，相当于 2 个啤酒瓶盖内的容量。

（6）食物中富含膳食纤维。膳食纤维有促进胃肠蠕动的作用，可防止便秘。芹菜、韭菜（有胃病者不宜）等蔬菜和粗粮中含有较丰富的膳食纤维，老年人应适量食用。

（7）保证水分的摄入。不少老年人担心尿失禁或是夜间尿频，喝水很少，这对健康无益。护理员要鼓励老人在白天多喝水。晚餐之后，应减少喝水，以避免夜间如厕影响睡眠。

3．为老年人烹调食物的要点

（1）蔬菜要切细，肉类最好制成肉馅或将肉的纤维横向切断，尽量使用清蒸或炖煮、红烧、焯的方法，尽量少用油炸、烧烤、煎炒，避免食用冷、硬、不易消化的食物。

（2）做到色香味俱全。食物的味道要新鲜，营养素要齐全。主食中应包括一定的粗粮和杂粮，如玉米、小米、荞麦、燕麦等，可以适量给老人食用。也可经常选择全麦片、全麦面包等。

（3）每天饮用牛奶或奶制品。有的老人不爱喝牛奶，可用酸奶或其他奶制品代替。提倡以豆制品（豆腐、豆制品、豆浆等）取代部分动物蛋白质。

（4）保证蔬菜和水果的摄入。有些老人因牙齿脱落等原因减少了蔬菜和水果的摄入，这会引起许多健康问题。建议把蔬菜切细、煮软，水果切成小块或榨汁，这样，老人就能吃到新鲜的蔬菜和水果了。

（5）烹调时少油、少盐、少糖。老年人味觉不敏感，烹调时往往加入过量的盐、酱油，形成习惯后会越吃越咸。建议用一些具有调味作用的蔬菜，如香菜、香菇、洋葱、韭菜末、蒜末调味，加入少许当归、肉桂、五香、枸杞、红枣等调味，这样既增加了食物的味道又有助于老人的健康，可谓一举两得。

（6）老年人摄取油脂要以植物油为主。避免肥肉、动物油脂（猪油、牛油）等胆固醇含量高的食品（见图 3—39），建议将炖好的肉食冷却后撇去表面的油脂食用。

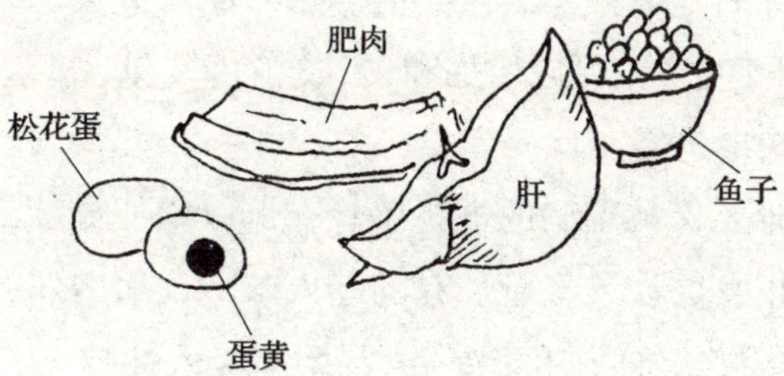

图 3—39　胆固醇含量高的食品

（7）少吃辛辣食物。虽然辛辣香料能引起食欲，但是老年人吃多了这类食物，容易造成体内水分、电解质不平衡，出现口干舌燥、火气大、睡不好觉等症状，所以少吃为宜。

（8）为咀嚼和吞咽困难的老人烹制食品时，应将食物切细、煮软，鱼类和肉类要去骨、剔刺。针对老人情况可在做好的食物中加入淀粉或藕粉，制成黏稠度高的米粥、糊状食物，有利于其咀嚼和吞咽。

相关链接

防止摄入过多钠盐的小窍门

▼菜做好起锅前再放盐。

▼以少量醋、姜、蒜等调味剂。

▼少吃或不吃咸菜。

▼餐桌上不要放盐、酱油等含盐的调味瓶。

二、辅助老人正确进食

1. 促进食欲的方法

（1）室内环境要清洁，空气要新鲜，没有异味，必要时提前通风换气。餐前洗手。

（2）餐桌清洁干净，没有水渍、污渍，根据情况摆放一些鲜花或绿色植物，调节心情，增进食欲。

（3）餐具的准备要根据老人进食的食品种类和习惯掌握，如器皿的样式、颜色要与食品相配，但更重要的是餐具应符合老人的进食习惯，如选择合适的碗、勺子、筷子、汤勺、吸管等。

（4）有条件时让老人与大家共同用餐。家居老人尽量和家人一起进餐，在一个餐桌上吃饭，可以增加和谐、交流的气氛，显示出对老人关爱，使老人心情愉快地进餐。

（5）吃饭时要保持正确的进餐姿势，可以增加食欲，更重要的是正确的姿势可防止食物误入气管。有的老人咳嗽反射减弱，呛咳后不能有效地将误入的食物从气管中咳出，容易引起吸入性肺炎。

（6）食物的色、香、味俱全可刺激消化液的分泌，增进老人的食欲。在不违背老人治疗原则的基础上，要照顾老人的口味，多样化、精心制作和调配饮食，这样可以增进老人食欲，保证充足的营养。

（7）食物的温度要适宜。过热的食物容易造成口腔黏膜的损伤，过冷的食品可导致胃肠不适。夏天不宜给老人喝过多的冷饮。

（8）主动征求老人对食物种类、烹调方法、就餐环境等方面的建议和意见，及时改进。

（9）协助老人每天进行必要的身体锻炼和活动，促进胃肠道的消化和吸收并可保持大便通畅；多和老人交流，使老人的心情在舒畅状态下愉快进餐。

（10）尽量让老人自己吃饭，护理员要掌握好照顾老人的“度”，不能全部“包办代替”。要注意发挥老人残存的生理功能，如果老人不能完成整个进餐过程，护理员可以部分辅助，而不要全程喂饭，因为过度的照顾会使老人残存的生理功能逐渐丧失。

2．采取正确的进餐姿势

（1）进餐时要保持老人上半身挺直，身体稍向前倾，如图 3—41 所示，以利食物顺利、安全地进入老人胃内。不要让老人的上半身后仰，这样会造成食物下咽困难，甚至发生呛咳或吸入呼吸道导致疾病、威胁生命安全。

（2）对不能下床的老人，应扶助老人采取坐位或半坐位，也可在老人的身体背后及周围用棉被、软枕做支撑后再协助其进餐。

相关链接

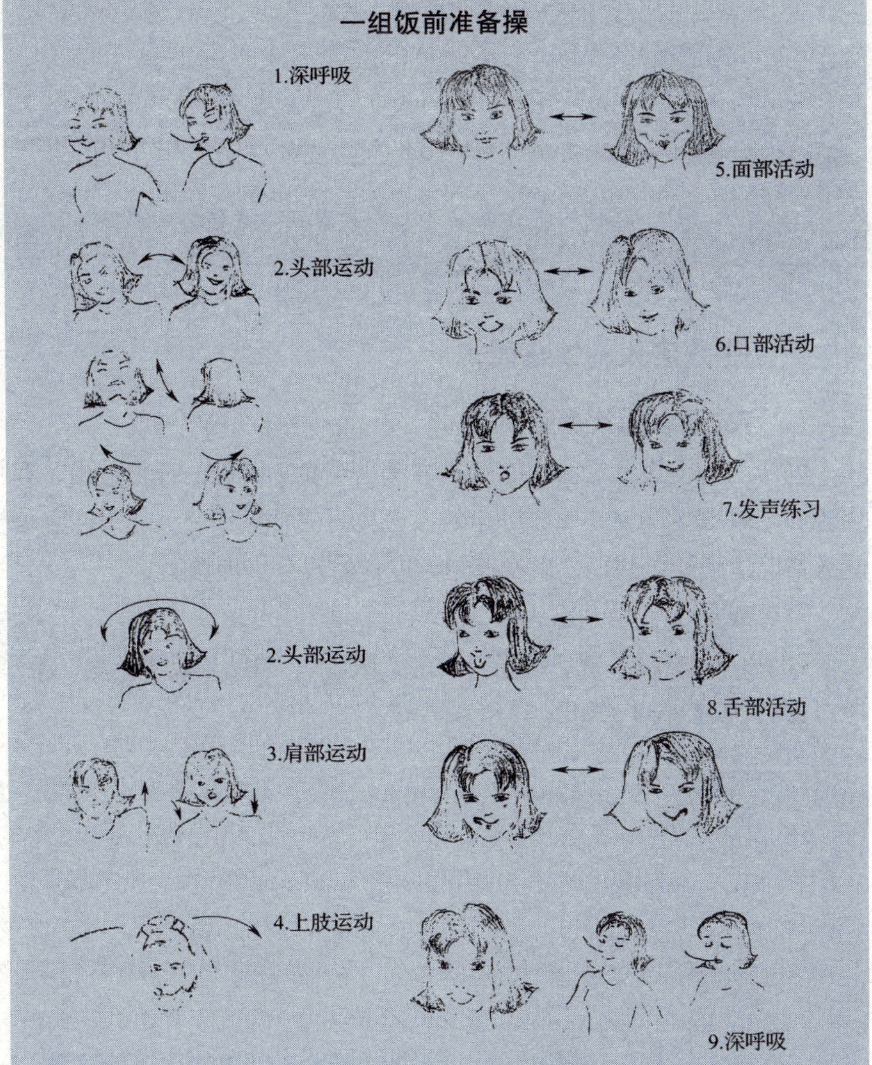
一组饭前准备操
1.深呼吸
5.面部活动
2.头部运动
6.口部活动
7.发声练习
2.头部运动
8.舌部活动
3.肩部运动
4.上肢运动
9.深呼吸

图 3—40 饭前准备操

（3）对坐起有困难的老人，应尽可能将老人的头胸部用软枕或支架加以固定，或摇高床头 30° ~ 50°，以利于老人吞咽。

（4）对完全不能抬高上半身的老人，应尽可能为老人采取侧卧位并使头部向前倾斜。

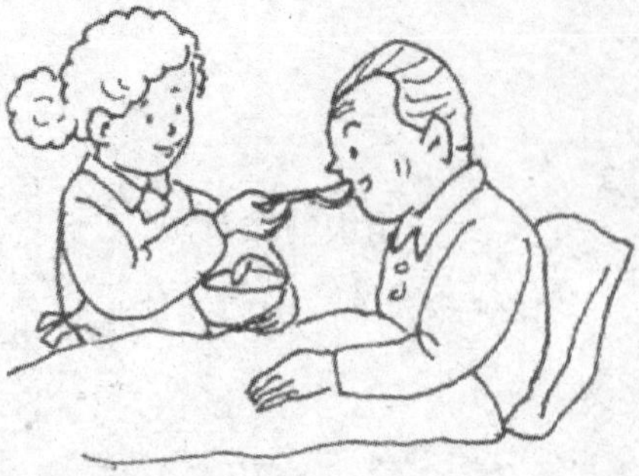

图 3—41　正确的进食姿势（上半身坐直，身体略向前倾，不能后仰或过度前倾）

三、患病老人的饮食照护

1. 卧床老人的饮食照护

卧床老人动作不灵活，吃饭时容易出现食欲不振、进食过慢、吞咽困难、呛咳等情况，在照顾卧床老人进食时应特别细心，还需注意根据老人情况适度给予照顾，以发挥老人进食的残存生理功能。

（1）准备

1）物品：餐具（碗、筷子、汤勺、吸管）、清洁用具（肥皂、毛巾、漱口杯），床上小桌，如图 3—42 所示。

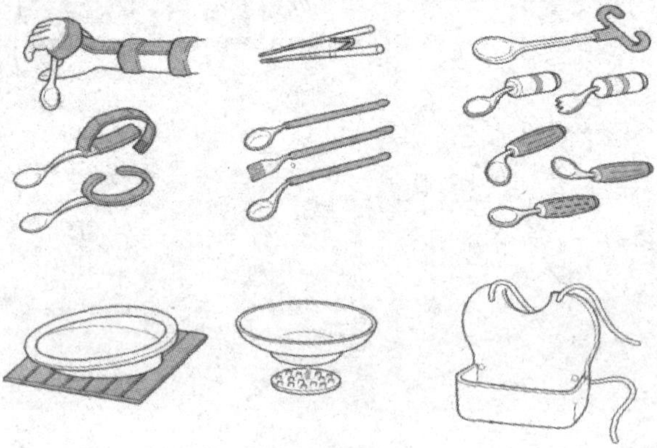

图 3—42　改良后的餐具

2）护理员：洗净双手，戴好围裙。

（2）照护方法（见图 3—43）

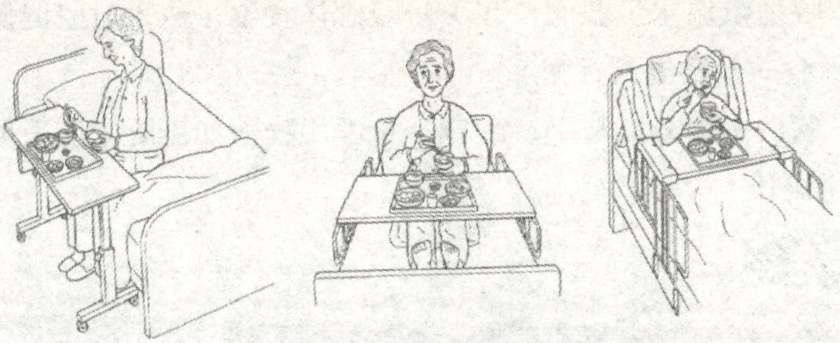

图 3—43　床上小桌进餐

1）向老人解释→扶助老人坐起（或将床摇起呈半坐位）→协助老人洗手→床上摆放小餐桌→颈下、胸前围餐巾→手边放清洁、潮湿小毛巾。

2）摆食物和餐具→鼓励老人自己进餐，必要时在旁协助进食。

3）餐后协助老人洗手、漱口→整理用物→嘱老人尽量保持饮食体位 10 分钟。

提　示

☆病情许可时，最好采取坐位，以防发生呛咳或吸入性肺炎。

☆协助喂饭速度视老人情况而定，太快老人咀嚼不充分，还易引起噎食，太慢又容易使饭菜变凉。

☆第一口饭容易引起吞咽困难和噎呛，应先喂几勺温水，湿润咽喉，锻炼吞咽动作并让老人逐渐适应后再喂饭。

☆每次喂食应 2/3 汤匙，固体食物、流质应交替，避免噎食。

☆偏瘫老人进食需要采取侧卧位时，头部不要向后仰，以防发生呛咳。

2．吞咽困难老人的饮食照护

（1）进食照护

1）准备

① 物品：餐具（碗、筷子、汤勺、吸管）、清洁用具（肥皂、毛巾）。

② 护理员：衣帽整洁，洗净双手。

2）照护方法

① 向老人解释后→协助老人取半坐位（或坐位）→协助老人洗手→手边放清洁、潮湿小毛巾→在颈下、胸前围餐巾。

② 喂适量温水（湿润口腔）→喂固体食物（送入口腔健侧）→再喂流质饮食→鼓励老人吞咽。

③ 餐后协助老人洗手、漱口→整理用物→如需卧床应采取右侧卧位，或平卧位。

提 示

☆不要选择带黏性的食物，如年糕、元宵等。

☆食物应去骨、剔刺、切细、煮软，必要时将食物用粉碎机打成糊状。

☆保证老人每日的饮水量，一般1 500毫升左右，并做好记录。

（2）饮水照护

1）向老人解释，征得同意→协助老人洗手→根据老人情况取适当体位（半坐位或平卧位）。

2）在颈下、胸前围好围巾→在老人手上放清洁小毛巾→用吸管或汤匙喂水→将水送入口腔一侧，如图3—44所示。

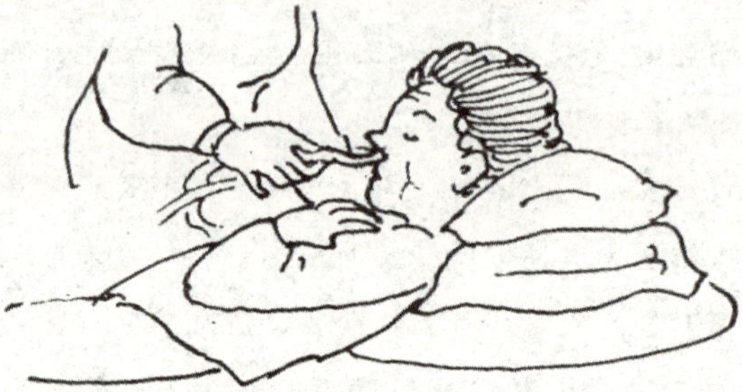

图3—44 饮水照护

3）擦去口角旁水痕→整理用物→叮嘱老人保持饮水体位10分钟左右。

提 示

饮料温度要合适，尤其在使用吸管饮水时，防止烫伤发生。

3．视力有障碍老人的饮食照护

（1）准备

1）物品：餐具（碗、筷子、汤勺、吸管）、清洁用具（肥皂、毛巾）、餐巾垫（防滑）。

2）护理员：洗净双手。

（2）照护方法

1）向老人解释→协助老人取半坐位（或坐位）→协助老人洗手→在老人手边放清洁、潮湿小毛巾。

2）将防滑的大餐巾平铺在餐桌上→在老人颈下、胸前围餐巾。

3）先给老人喝适量温水（湿润口腔）→为老人讲明食物名称和放置位置→帮助老人用手触摸以便确认。

4）先吃固体食物，再吃流质饮食→餐后协助老人洗手、漱口→整理用物。

5）如需卧床应采取右侧卧位，或平卧位。

提　示

☆餐具选择容易取放的；不要使用玻璃类餐具和刀叉。

☆食物应去骨、择净、切细、煮软，不宜选择圆形、滑溜的食物。

☆热汤、茶水等易引起烫伤的食物要提醒注意，晾温热以后再端给老人。

4．胃管进食老人的照护

胃管进食是将胃管经鼻腔插入老人胃内，从管内灌入流质食物、水分和药物的方法。

（1）适用对象

1）不能由口进食的老人，如昏迷、吞咽困难、口腔疾患及口腔手术后或不能张口者。

2）拒绝进食的老人，需要通过胃管供给食物和药物。

（2）常用饮食

1）流质饮食。牛奶、豆浆、米汤、果汁、稀藕粉、肉汤、菜汁等。

2）混合奶。配制以牛奶为主要原料的流质食物，如牛奶、豆浆、米汤、藕粉、鸡蛋、奶油、黄油、麻油、巧克力、白糖、盐等。

3）要素饮食。要素饮食可在药店和医院购买。其营养素齐全，主要含有氨基酸、葡萄糖、脂肪酸、无机盐、电解质及微量元素等营养物质。营养素进入人体消化道后，即使没有消化液的作用也可以全部直接被消化吸收。

（3）照护方法

1）准备物品：治疗巾、治疗碗、压舌板、纱布、50 毫升注射器、胶布、夹子、止血钳、别针、听诊器、手电筒、弯盘、温开水、鼻饲流食（温度 38 ~ 40℃），如图 3—45 所示。

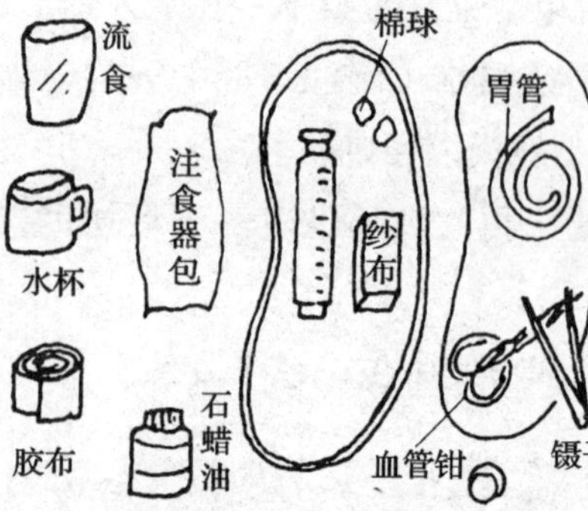

图 3—45　胃管进食物品

2）操作方法

① 携用物至老人床边→向老人解释→协助老人抬高头胸部 30° ~ 50° →检查胃管是否在胃中（是否脱出及盘在口腔）。

② 打开胃管末端（用无菌纱布捏住管口，不可污染管口）→连接注食器→注入少量温开水→再缓慢注入鼻饲流食 200 毫升→注入后再次注入 30 毫升左右的温开水，如图 3—46 所示。

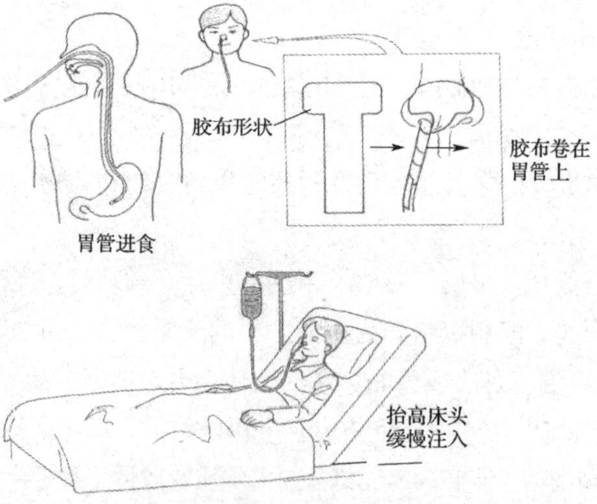

图 3—46　胃管进食

③ 将胃管末端反折→用消毒纱布包裹→用夹子夹住胃管（新型胃管即盖紧末端的皮塞）→保持体位 20 ~ 30 分钟。

④ 整理用物→洗手→做记录。

提　示

☆每次胃管进食量在200毫升左右，温度38～40℃。可将流食盛放在容器里然后放入热水中加热或用微波炉加热。

☆每次灌食前须检查胃管是否在胃内，其方法为：将胃管末端接注射器抽吸，有胃液被抽出，则表明在胃内；或用注射器从胃管末端注入10毫升空气，同时把听诊器放在胃部，能听到气过水声，则表明胃管在胃内。

☆需要给药时，应将药片研碎并溶解后再灌入。

☆长期使用胃管的老人应每日进行口腔清洁。

☆胃管进食的用物应每日更换、消毒；注意流质食物的储存，防止变质。

第四节　排 泄 照 护

一、老人排便的照护

1．满足老人排便的需要

（1）安排规律的排便时间，养成早睡早起、三餐固定的生活习惯。最适宜的排便时间是在老人每日早餐后，因为餐后是胃肠活动最活跃的时间。

（2）安置合适的排便环境。为老人设置一个独立、隐蔽、宽松的排便环境。能够行走和乘轮椅的老人，应尽量搀扶老人如厕排便。

对自理困难需要在床上排便的老人，室内最好用拉帘加以遮挡。老人便后要及时清理环境，为老人盖好衣被、开窗通风，保证老人居室环境清洁、空气清新无异味。

（3）采取舒适的排便姿势

1）协助能下床的老人坐位排便（见图 3—47）

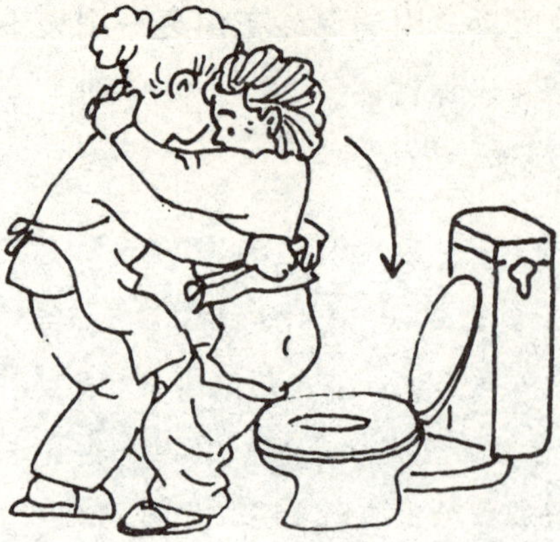

图 3—47　协助老人如厕

① 向老人解释→扶助老人使用拐杖或轮椅→移向卫生间。

② 松解腰带→让老人安稳地坐在便桶上→身体稍向前倾斜（增加腹压）→或协助老人蹲位排便→将卫生纸放在老人手旁。

③ 扶助老人起身→清理环境→扶助老人回房间→开窗通风→洗手。

提　示

患高血压、心脏病的老人最好采用坐位排便，因为蹲位过久容易使老人疲劳甚至发生危险。

2）帮助卧床老人使用便盆（见图 3—48）

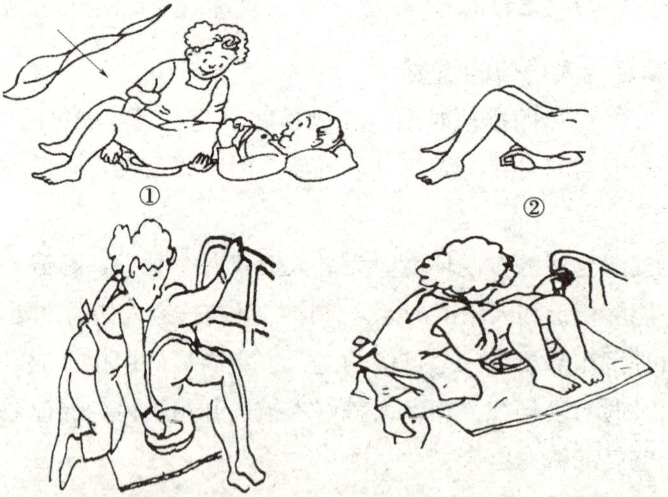

图 3—48　卧床老人使用便盆

① 携物品至床旁→向老人解释→协助老人脱裤至膝部→将老人两腿屈膝（肢体活动障碍者用软枕支托膝下）。

② 护理员一手扶托老人的腰及骶尾部，另一手将便盆放置在老人的臀下（开口向足部）→用尿垫或尿布遮盖下身。

③ 排便后→一手抬起老人的腰及骶尾部，另一手取出便盆→用便盆布或废报纸遮盖→为老人擦净肛门部（如老人自己能擦净，可将卫生纸递给老人），必要时用热水清洗干净。

④ 开窗通风→处理便盆。

2．腹泻老人的照护

（1）全面观察。准确记录粪便的性质、颜色及次数，并将老人的情况及时报告医生，同时留取标本送检。

（2）注意休息。叮嘱老人要注意休息，减少活动，必要时卧床休息；同时鼓励和劝慰老人消除焦虑不安情绪，不要恐慌。

（3）多饮水。鼓励老人多喝白开水、茶水、淡盐水（无肾病者）、红糖水（无糖尿病者）、米汁、青菜汤等，几种饮料可交替饮用。饮用的方法为多次少量，以补足体内丢失的水分和氯化钠等成分。

（4）饮食调养。给老人准备无油少渣、易消化的流食，如藕粉、大米粥、小米粥、细面条、薄面片、咸面糊等，少食多餐，勿食生冷、坚硬及含粗纤维多的食物，禁吃油炸、油煎食品。另外，暂停牛奶、豆浆等食物，以免引起腹胀。

（5）遵照医嘱服药。医生所开的治疗药物要按时按量给老人服用，不可随意减量或间断服药。

（6）注意保暖。腹泻期间应注意腹部保暖，适当添加衣服。

（7）局部清洁干燥。做好肛门周围皮肤的清洁卫生，老人每次便后要用温水充分洗净肛门，并用卫生纸或小毛巾擦拭；必要时在肛门周围涂油膏，保护局部皮肤。

（8）怀疑有肠道传染性疾病时，要做好消毒隔离。

3．排便失禁老人的照护

由于肛门括约肌失去控制能力，排便不受意志支配导致大便失禁。

（1）保持室内空气新鲜，经常通风。

（2）主动关心老人，给予精神安慰。

（3）使用柔软通气性好的尿垫或一次性尿布铺在老人臀下，一经污染立即更换；有条件时可让老人卧于有孔的病床上，以减少床褥污染。

（4）保持肛门周围皮肤清洁，一旦有粪便污染，即用柔软卫生纸擦净、用温水清洗再擦干，并在肛门周围的皮肤涂油膏，防止发生皮疹或压疮。

（5）了解老人排便规律，适时给予便盆。

4．便秘老人的照护

（1）调整饮食习惯。在饮食中增加纤维量，适当安排粗粮。

（2）食用新鲜水果和蔬菜并多饮水。苹果里所含的成分，能刺激肠蠕动，有助于排便；地瓜味甘性温，食用后能滑肠通便、健胃益气，有助于缓解大便干燥。

（3）形成生活规律。帮助老人建立规律的生活习惯，养成定时上厕所和排便的习惯，及时给予便器；叮嘱老人排便时注意力集中。

案例与点评

有位老人76岁，多年来养成了如厕大便时看报纸、看杂志的习惯，经家人多次劝说不见成效。近来老人的排便变得越来越费力，时常需要借助开塞露才能解决排便问题。

【点评】随着年龄的增长，老年人胃肠道的蠕动能力会逐渐下降，在消化功能减退的同时老人又有多年排便看书报的不良习惯，很容易造成排便困难。此时护理员应加大对老人宣传教育的力度，告诫老人如厕排便看杂志的危害，劝导老人排便时注意力要集中，通过调整排便习惯和戒除不良行为，排便困难会逐渐解决。

（4）保证老人排便时间。合理安排各种活动和治疗，保证老人有足够的排便时间；排便环境清洁、通风。不习惯在床上排便的老人，可在病情许可的情况下协助下床排便。

（5）适量运动，增加肠蠕动。鼓励老人参加适量的全身活动，如散步、打太极拳等。若病情许可，可指导老人加强腹部及骨盆底肌肉运动、做腹部按摩等。

（6）对严重便秘的老人，可在医生的指导下，采用药物、简易通便法、灌肠法或人工取便进行治疗。

1）开塞露通便法（见图3—49）

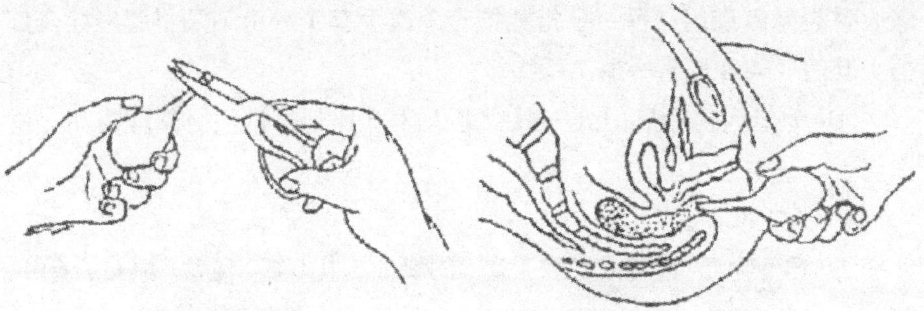

① 将顶端圆弧形剪去　　② 把药液全部挤入直肠

图 3—49　开塞露用法

① 准备物品：20 毫升开塞露一支、卫生纸等。

② 向老人解释，征得同意→将开塞露拿至床边。

③ 取下开塞露的瓶帽（无瓶帽的开塞露可用锥子将顶端刺一小孔，其大小以能顺利挤出药液为宜，或将顶端剪去）→挤出少量药液于卫生纸上→滑润开塞露的细端。

④ 协助老人取左侧卧位→脱裤于臀下→护理员一手分开老人臀裂暴露肛门，另一手将开塞露的细端全部插入肛门内→挤压开塞露全部药液入肛门内→退出开塞露药瓶→为老人擦净肛门处→嘱咐老人休息片刻后再排便→整理物品→洗净双手。

2）甘油栓通便法（重症肝硬化者不宜）

① 准备物品：甘油栓、指套或橡胶手套、卫生纸等。

② 向老人解释，征得同意→将甘油栓拿至床边。

③ 剥去甘油栓外的锡纸→协助老人取左侧卧位→脱裤于臀下→护理员一手分开老人臀裂暴露肛门，另一手指戴指套（或手套）→由细端将甘油栓全部插入肛门 3 ～ 4 厘米→退出手指。

④ 为老人擦净肛门处→嘱咐老人休息片刻再排便→整理物品→洗净双手。

3）肥皂栓通便法

① 准备物品：肥皂、剪刀、指套或橡胶手套等。

② 向老人解释，征得同意→携用物到床旁。

③ 将肥皂削成圆锥形（底部直径 1 厘米，长 3 ～ 4 厘米）→放入热水中融化棱角→协助老人取左侧卧位→脱裤于臀下→护理员一手分开

老人臀裂暴露肛门，另一手指戴指套（或手套）→由细端将肥皂栓全部插入肛门3 ~ 4厘米→退出手指。

④ 为老人擦净肛门处→嘱咐老人休息片刻再排便→整理物品→洗净双手。

4）人工取便法

① 准备物品：指套或橡胶手套、润滑油、卫生纸、便盆、尿布、毛巾、热水、水盆等。

② 向老人解释，征得同意→协助老人取左侧卧位→脱裤至大腿部→暴露肛门→臀下铺好尿布→右手戴好手套（或指套），食指涂润滑油。

③ 按压老人肛门边缘→嘱咐老人做深呼吸、放松腹肌→（待肛门松弛时）手指轻柔插入老人肛门内→触及到干硬粪块后→沿着直肠内壁一侧轻轻抠出嵌顿的粪块。

④ 脱下手套→用热水洗净老人肛门部→热敷肛门周围20 ~ 30分钟→整理用物→洗净双手。

5）腹部按摩法

① 洗净并温暖双手。

② 向老人解释，征得同意→协助老人呈平卧位并双腿屈膝。

③ 将食指、中指和无名指放在老人腹部左侧与肚脐平行处→自上而下、螺旋形、顺时针按摩5 ~ 10分钟→嘱咐老人休息片刻后排便→整理物品→洗手→开窗通风。

5．结肠造瘘老人的照护

结肠造瘘又叫人工肛门或假肛。由于老人结肠部位的疾患，经外科手术切除病变组织后，在腹部作一肠造瘘，以便排出粪便。

（1）及时更换结肠造瘘口的便袋，使老人舒适。当便袋内的粪便超过1/3时应及时取下便袋倾倒，更换另一个清洁便袋。取下的便袋应及时清洗干净、晾干，以便下次使用。

（2）腹部的适透膜环（护肤片）应每两周更换一次，如有脱落或被粪便严重污染时，应及时报告医护人员并更换。

（3）老人宜进食容易消化的食物，少吃粗纤维多、容易产气或刺激性强的食物，如韭菜、洋葱、豌豆、黄豆、辣椒、汽水等。注意饮食卫生，防止发生腹泻。

（4）为老人选择宽松、舒适、柔软的衣裤，以防衣裤过紧使造瘘口周围皮肤受摩擦、出血。

（5）日常活动时，要避免过于用力的动作，防止造瘘口内的肠黏膜脱出。

（6）注意观察老人的排便情况，如发现排便困难、造瘘口狭窄等情况，应及时报告医护人员。

（7）结肠造瘘口便袋更换法（见图 3—50）

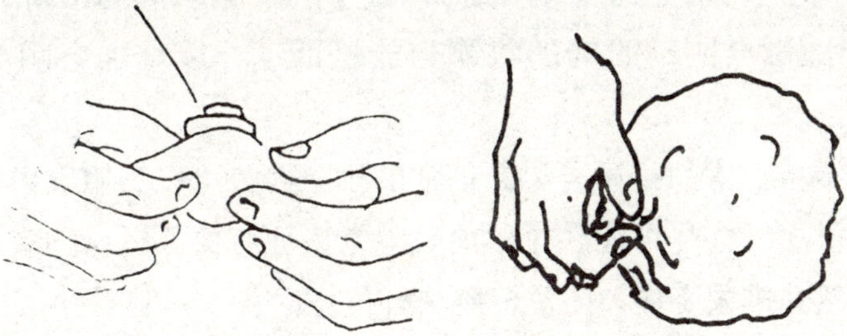

①　②

图 3—50　造瘘口便袋更换

①将环扣上的小柄推至打开位置，把造口袋取下清洗

②更换清洁便袋后，再轻轻牵拉造口袋，以确定袋子安装牢固

1）准备物品：清洁、干燥的粪袋，热水，毛巾、卫生纸、橡胶单、纸巾、便盆等。

2）向老人解释，征得同意→将物品拿到老人床旁。

3）将橡胶单、纸巾铺于人工肛门处的身下→打开便袋与腹部适透膜环连接处的扣环→取下粪袋放于便盆上→用柔软的卫生纸擦净人工肛门周围的皮肤→热水毛巾清洗局部皮肤→擦干。

4）拿取清洁便袋与腹部适透膜环连接→扣紧扣环→用手向下牵拉便袋→固定牢固→将便袋的下口封闭→用腰带将便袋固定于腹部→整理用物→倾倒粪袋→用清水清洗净粪袋→ 晾干后备用→洗手→记录。

提　示

清洗造瘘口周围皮肤后不要使用护肤品，以免影响适透膜环（护肤片）的黏性。

二、老人排尿的照护

1．满足老人排尿的需要

（1）保证充足的液体摄入。正常老人每日摄入的水分应为 1 500 毫升，当老人有水分丢失，如发热、大量出汗或呕吐腹泻及液体引流时，则应增加液体的摄入。

（2）保证一定的活动量。活动可增加腹部和会阴部肌肉的张力，有助于排尿。如果老人活动受限，则应做局部肌肉的锻炼，指导老人有节律地做会阴部肌肉的收缩与放松活动，以增加会阴部肌肉的张力。

（3）维持正常的排尿姿势。正常的排尿姿势可以利用重力作用及腹内压促进排尿，并尽可能在排尿前解除老人原有的不适。如有可能，尽量采取自然的排尿姿势和体位，避免卧位排尿。

（4）提供隐蔽的排尿环境。隐蔽性有利于老人自我放松，尤其在老人处于疾病或其他压力所造成的焦虑状态时，为老人创造隐蔽的排尿环境非常重要。

2．尿潴留老人的照护

尿液存留在膀胱内不能排出称为尿潴留。尿潴留时，膀胱容积可达 3 000 ～ 4 000 毫升，老人感到下腹部膨隆、疼痛。尿潴留多见尿道或膀胱颈部被阻塞如前列腺肥大、肿瘤，直肠或盆腔手术后等，某些体位和心理因素也可引起尿潴留。

（1）及时观察。发现老人有尿潴留的情况，要积极寻找尿潴留发生的原因。

（2）体位舒适。如果老人不习惯躺卧姿势排尿，在病情许可下应协助老人以习惯姿势排尿，也可将床头支起或扶助老人坐起排尿。

（3）按摩、热敷下腹部。用热水袋敷下腹部或轻轻按摩下腹部，可以解除肌肉紧张，促进排尿。

（4）利用条件反射，诱导排尿。让老人听流水声或用温水冲洗会阴，以引起排尿反射。

（5）积极配合医生和护士的各种操作。如采用导尿法、留置导尿法等时，护理员要注意观察老人尿液的颜色、量等情况。

3．尿失禁老人的照护

尿失禁是排尿失去控制，尿液不自主地经尿道流出或排出。部分老年人可因瘫痪、脑部疾患等导致意识障碍，而发生尿失禁。

（1）心理安慰与支持。老人容易产生困窘、恐惧、自卑、自我厌恶等不良情绪，个别老人因此而不愿与外人交往，变得呆滞。护理员要充分理解和关心老人，帮助老人摆脱困境。

（2）保持皮肤清洁和干燥。尿液的局部刺激，常常导致臀部及会阴部的皮肤发生皮疹、炎症，如不及时处理可导致严重并发症。护理员要为老人及时更换潮湿的尿垫和衣裤，用温水洗净会阴和臀部，然后用柔软的毛巾擦干。选择的尿垫要合适，要具有吸湿性强、通气性良好、柔软的棉织品，如图 3—51 所示。一次性纸尿垫吸水性强，对皮肤刺激性小，但纸制品通气性较差，不适宜长期使用。

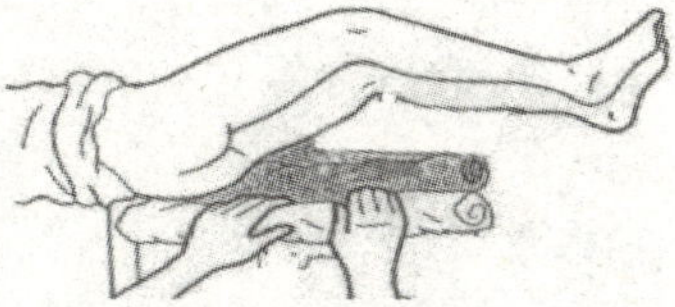

图 3—51　一次性尿垫的使用

（3）训练排尿功能。协助老人养成定时排尿的习惯，无论有尿还是无尿，都要每隔 2 小时协助老人（或叮嘱）去卫生间排尿一次，或为老人送一次便器。排尿后用手按压下腹部数秒，以排空膀胱残余尿液。坚持一段时间后，再逐渐延长排尿的间隔时间，会使老人逐渐恢复正常的排尿功能。

（4）保证充足的饮水量。鼓励老人多喝水，一般在白天饮水 1 500 ~ 2 000 毫升为宜，夜间应限制液体的入量，以免夜间尿量增多，影响老人的睡眠。

案例与点评

某女性老人，年 85 岁，某研究所退休高级工程师，患脑梗塞 12 年。近来经常出现尿液不能自行控制，尿床、尿裤使老人十分尴尬，时常在尿床后不敢及时告知家人，不敢吃饱饭，更不敢喝水，认为少吃少喝就会减少尿失禁给家人带来的麻烦。

【点评】随着衰老的发展，老人尿道括约肌的功能会逐渐下降，常会有尿不自觉地流出，而这位年事已高的老人患脑梗塞12年，疾病本身又会使老人尿道括约肌的收缩失去控制，所以属于正常现象。少喝水、少进食既满足不了老人机体代谢的需要，同时又可降低老人的抗病能力，更容易发生泌尿系统的感染，给老人增添新的痛苦。此时，护理员应耐心说服老人，鼓励老人多喝水并用精心周到的护理解除老人的心理负担。

（5）使用合适的接尿器。夜间为老人使用便盆、集尿器接取尿液，如图3—52所示。对女性老人可用女式尿壶紧贴外阴部，接取尿液；对男性老人可用阴茎套连接集尿袋，接取尿液，但此法不宜长期使用。长期尿失禁的老人，必要时可留置导尿管。

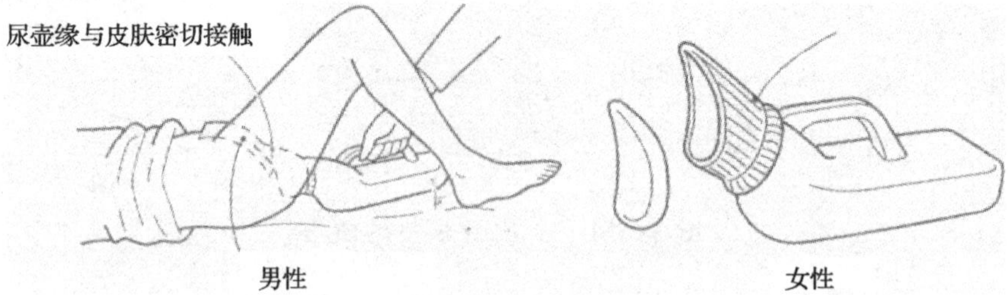

图3—52　接尿器（尿壶的使用）

4．留置导尿管老人的照护

留置导尿管是为老人导尿后，将导尿管保留在膀胱内，以便引流出尿液的方法。此法用于长期昏迷、瘫痪或前列腺肥大排尿有困难时，由医护人员插入导尿管。

（1）保持引流管的通畅。引流管要放置妥当，导管不要受压、扭曲、堵塞。尤其要注意为老人翻身、活动身体时，导尿管固定的部位不可松脱。

（2）防止感染

1）保持会阴部的清洁与干燥，每日用温水毛巾擦拭会阴部，必要时用消毒剂擦拭尿道口及周围皮肤。

2）鼓励老人多饮水和更换体位，达到膀胱冲洗的目的。

（3）密切观察。注意观察尿液颜色、气味、性质等，如发现尿液浑浊、有沉淀及时请教医务人员。

（4）每日定时更换储（集）尿袋，测量尿量并记录。在更换储尿袋时，不可将橡胶引流管末端提高（须低于老人会阴部），以防尿液逆流，引起逆行感染。

（5）训练膀胱反射功能。采用定时夹闭和开放引流管的方法，一般每 4 小时开放一次，使膀胱定时充盈和排空。

（6）老人离床活动时，要注意导尿管和储（集）尿袋的安置，如图 3—53 所示。

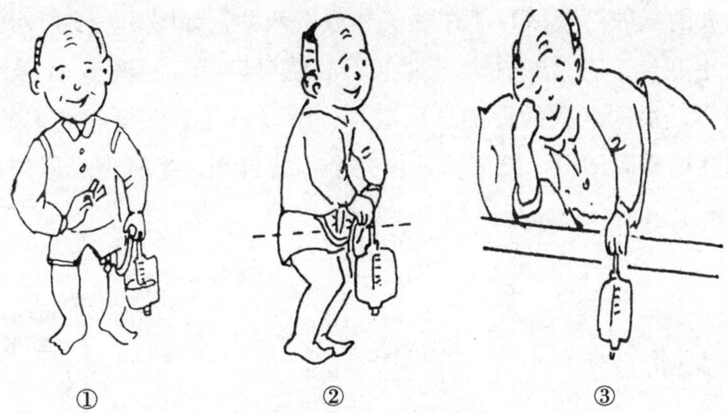

图 3—53　老人离床活动时尿管和尿袋的位置

（7）更换集尿袋

1）准备物品：一次性无菌集尿袋一套，棉签、碘酒、酒精、清洁纸巾、血管钳等。

2）向老人解释，征得同意→将更换集尿袋物品拿到老人床旁。

3）掀开被褥→暴露导尿管与集尿袋连接处→在连接处下面铺纸巾。

4）用血管钳夹闭导尿管→护理员一手持导尿管，另一手将集尿袋的引流管轻稳地拔下→棉签蘸取碘酒，消毒导尿管口及周围→再用酒精消毒。

5）打开备好的集尿袋→将集尿袋的引流管插入导尿管中（手不可触及导管口及周围）→松开血管钳→观察尿液引流情况→确认引流通畅后将集尿袋和引流管固定床旁→为老人整理衣裤、被褥和用物→倾倒集尿袋中尿液→洗手→记录尿量。集尿袋的应用如图 3—54 所示。

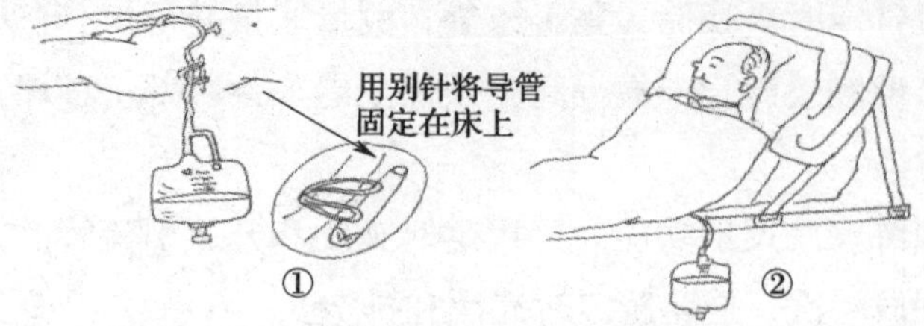

图 3—54　集尿袋的应用

5．纸尿裤的使用

成人的纸尿裤有尿片（尿垫）和尿裤两种，如图 3—55 所示。尿片不分大小型号，直接垫在老人臀部下面就可以了。尿裤有 M 号和 L 号两个型号，根据老人的臀围选用型号，所以需要事先量好老人的臀围，然后到商场购买即可。纸尿裤适用完全不能自理、半自理或尿失禁的老人。

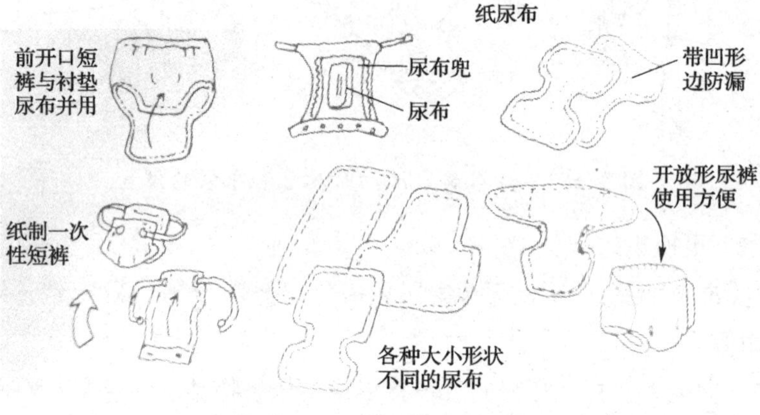

图 3—55　纸尿布及纸尿裤

尿裤的使用方法如下：

（1）向老人解释，征得同意→将尿裤的外包装去除→取出尿裤。

（2）清洗老人会阴部并擦干→打开尿裤各胶粘部位→将尿裤的上端（宽端）平铺在老人臀下→将尿裤下端从大腿内侧穿过并覆盖会阴部→将尿裤左右两侧粘贴在覆盖会阴部的尿裤上→使粘贴松紧适度→整理用物。

（3）根据老人的排泄情况决定更换尿裤的时间，一般每 2 ~ 3 小时更换一次，当老人大便后应及时更换。

（4）每次更换尿裤时都应认真清洗会阴部，确保局部皮肤的清洁干燥。

（5）注意观察局部皮肤的情况，防止发生破溃和感染。

三、老人呕吐时的照护

恶心是上腹部一种特殊的不适感觉，恶心同时常伴有皮肤苍白、血压降低、脉缓、头晕、唾液量增多等症状。

呕吐是指胃的内容物及部分小肠内容物不自主地经贲门、食道逆流出口腔的反射现象。剧烈频繁的呕吐，可造成大量消化液的丢失，引发人体水分、电解质及酸碱平衡的紊乱，甚至发生严重的并发症，必须高度重视。

1．心理护理

对呕吐老人要热诚、关怀和同情，不嫌脏臭。呕吐前有恶心的老人常伴有血压降低、头晕、目眩、出冷汗、四肢软弱无力，同时有紧张不安的情绪，护理员应及时给予安慰并备好容器。

2．使老人体位舒适、安全

（1）当老人发生呕吐呈站位时，须立即搀扶老人取坐位，保持面朝下的姿势，便于呕吐。

（2）当老人感觉头晕、目眩无力时，可一手扶托老人的额部，使老人舒适。

（3）对重症、体力差或昏迷老人应取侧卧位或平卧位，头偏向一侧，并迅速用容器接取呕吐物。

（4）如老人胸腹部有伤口，在老人呕吐时护理员应稍用力按压老人的伤口，以减轻疼痛、避免伤口撕裂。

3．保持呼吸道通畅

（1）老人呕吐时护理员应在旁陪伴。

（2）对年龄大、体质虚弱或神志不清、昏迷、呕吐大量鲜血的老人，要迅速保持呼吸道的通畅，同时准备急救物品。

（3）当少量呕吐物呛入气管时，可轻拍老人背部促使其排出。

4．注意观察病情

密切观察老人面色、呕吐物颜色等，当发现呕吐物中有血液或黄绿色、咖啡色等异常情况时，应暂时保留呕吐物，请教医务人员，并注意观察生命体征。

5．清洁口腔

停止呕吐后，协助老人进行口腔及面部清洁。对清醒的老人可用温开水或生理盐水漱口；对昏迷老人要给予特殊口腔护理，并检查耳内、颈部有无流入的呕吐物。

6．保持床铺清洁、整洁

（1）及时为老人更换衣裤、整理床铺，帮助老人取舒适卧位。

（2）及时将呕吐物的容器及污物撤出病室并开窗通风，为老人创造安静、清新、舒适的休养环境。

7．及时补充液体

对呕吐不止的老人，要遵医嘱暂停进食，待症状缓解后饮热水以补充水分；对长期、频繁及大量呕吐的老人，要遵医嘱给予静脉补液。

第五节　安全保护

一、协助老人使用助行器

1．手杖的使用

（1）选取手杖。根据老人情况选择手杖种类，通常有普通手杖、T字形手杖、支架式手杖、四脚手杖等，如图 3—56 所示。

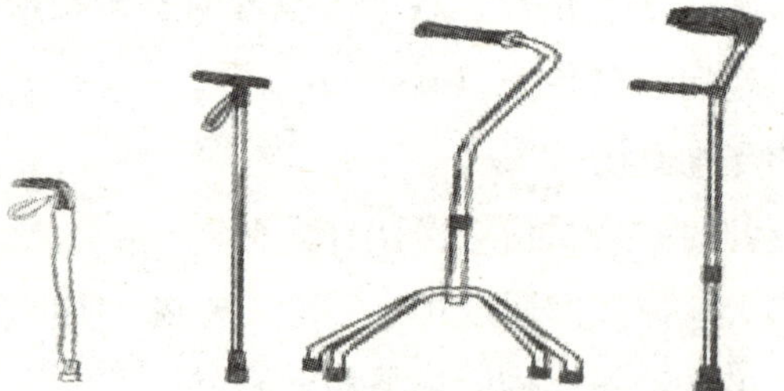

a)　　b)　　c)　　d)

图 3—56　手杖

a）普通手杖　b）T 字形手杖　c）支架式手杖　d）四脚式手杖

1）普通手杖，一般行动不便的老人适用。

2）T字形手杖，大多数老人适用。

3）支架式手杖，腕部支撑力弱或腕关节强直的老人适用。

4）四脚式手杖，稳定性和平衡能力差的老人适用。但此种手杖携带不便，且在不平坦的道路上难以使用。

提　示

手杖下端要有防滑橡胶帽。

（2）自己可行走老人的照护

1）指导老人自己行走方法

① 两脚并拢，重心移到健侧脚上，把手杖向前拄出一步远。

② 向前迈出患侧脚，放平在地面上。

③ 重心缓慢移到患侧脚上。

④ 手杖支撑，健侧脚前移，两脚并拢，然后开始下一个循环过程。

提　示

最初训练时可按照“手杖—患侧—健侧”的顺序练习，也可按照口令“手杖、左脚、右脚”进行。

2）上、下台阶的方法

① 上台阶时，首先把手杖放在上一个台阶上。先上健侧脚，移动重心在健侧脚上，再跟上患侧脚。

② 下台阶时，手杖先放在下一个台阶。先下患侧脚，再跟下健侧脚。

3）过障碍物的方法

① 调整好心态，不要着急。

② 尽可能靠近障碍物。

③ 手杖拄到障碍物前方，先迈患侧腿，调整重心后，再跟迈健侧腿与患侧腿并拢。

（3）协助老人行走

1）方法一（见图3—57a）

老人健侧持手杖→护理员从后方把手伸入腋窝下，拇指放在腋窝后→用手支托患者腋下→手背向胸廓按，起到固定作用。扶助偏瘫的老人从椅子上坐起时常应用此方法，一般扶助老人的患侧上肢，防止老人向患侧或后方跌倒。

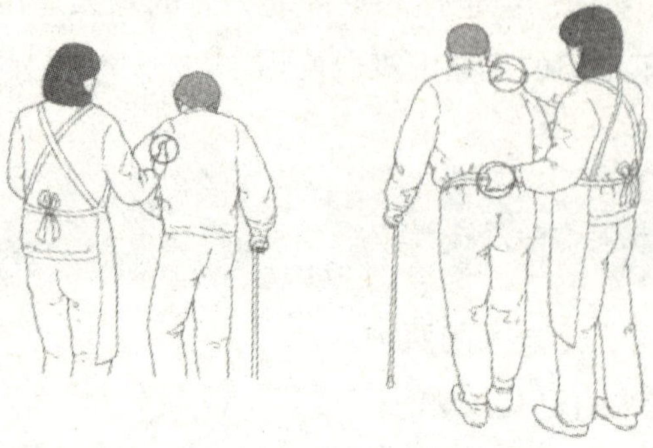

a)　　　　　　b)

图 3—57　协助老人行走

2）方法二（见图 3—57b）

老人健侧持手杖→护理员一手扶住老人肩部，一手提拉老人腰带，防止老人身体倒向前侧或两侧，使老人的身体保持平衡→缓慢向前移步。

提　示

☆无论向哪一个方向移动，都要先移动手杖，调节好重心后再移动脚步。

☆手杖与老人自行步调要协调，在没有完全适应使用手杖之前，要有护理员或家属陪伴。

☆如果道路不平整，不宜使用手杖，移动距离较长时最好使用轮椅车。

2．协助使用步行器

（1）选取步行器。常见步行器有四轮式步行器、提抬式步行器、两轮式步行器三种，如图 3—58 所示，适用于迈步有困难的老人，上肢有力量能提起步行器的老人和上肢力量较差且不能抬起步行器的老人。

（2）指导老人使用步行器

1）检查连接处有无松动。

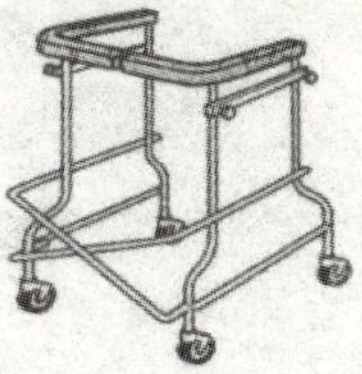
a) 四轮式步行器

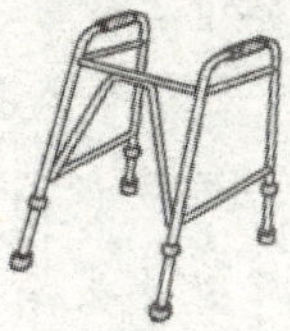
b) 提抬式步行器

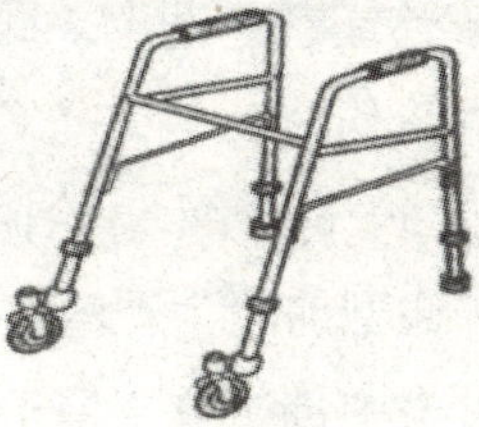
c) 两轮式步行器

图 3—58 步行器

2）根据老人的身高和需求调节步行器的高度，一般以上臂弯曲90° 为宜。

3）让老人平稳站起→让老人的前臂放在扶手上支撑部分体重→身体略前倾减少下肢承重，如图 3—59 所示。

4）让老人身体平衡后再缓慢小幅度步行。

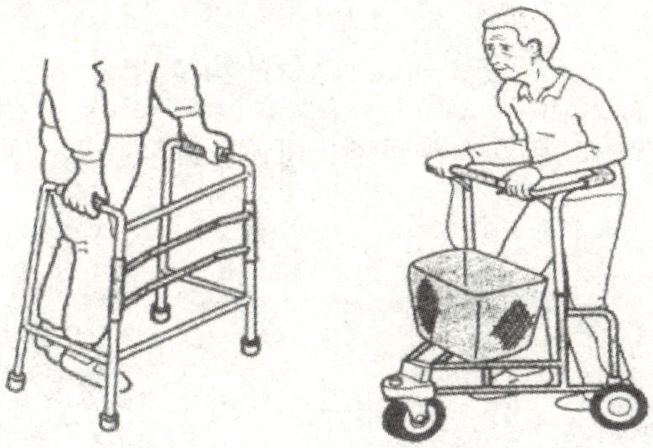

图 3—59 步行器的使用

提 示

☆使用步行器的前提是老人要有判断力和较好的视力。

☆使用步行器需要老人有较强的臂力。

☆使用带轮子的步行器时，如果身体重力过度向前推，步行器会向前滑动而失去平衡使老人跌倒，要特别注意。

☆老人使用步行器时，护理员要站在老人的旁边，帮助老人掌握平衡，一旦身体失衡要马上搀扶。地面不平整的场所不要使用步行器。

3．协助老人正确使用轮椅

（1）轮椅的构造。如图 3—60 所示，轮椅主架为铁制或铝制，坐垫部位为耐拉的纤维制品，普通型前轮为硬塑实心轮，后轮为充气轮，前、后轮均有刹车装置。一般可由中部折叠，便于搬运和放置。

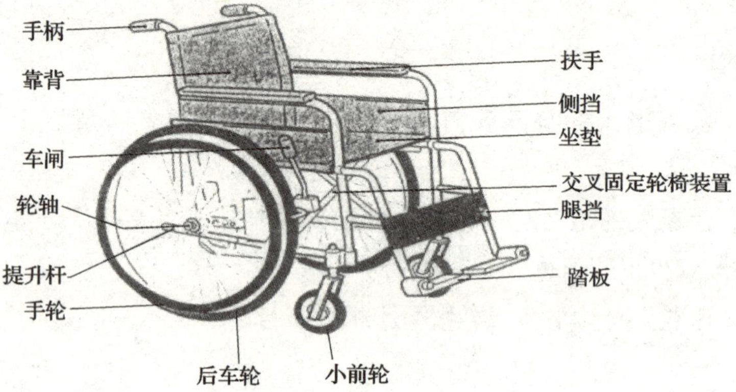

图 3—60 轮椅的构造

（2）轮椅的选用。常见为普通型、可调型和照护型，如图 3—61 所示。

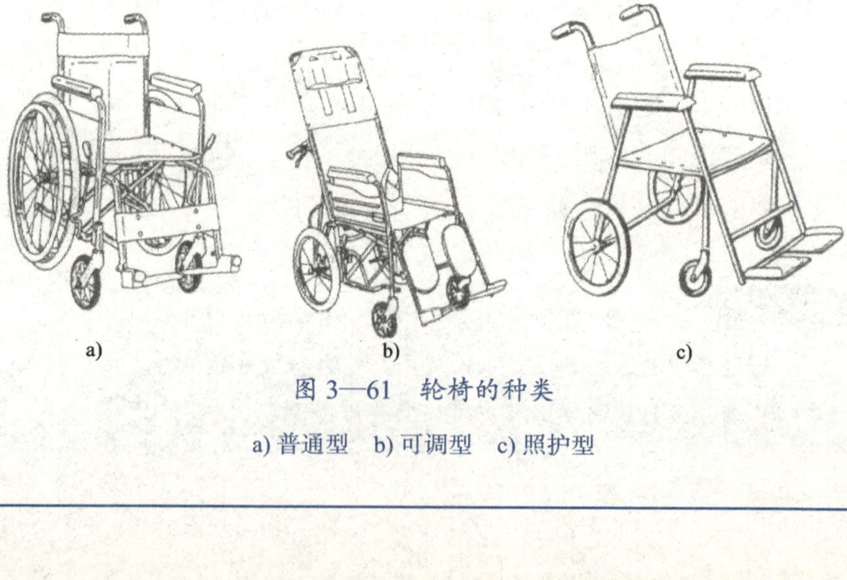

图 3—61 轮椅的种类

a) 普通型 b) 可调型 c) 照护型

1）普通型。移动方便，老人坐在轮椅上可用上臂转动外轮自己控制行走。

2）可调型。适用于身体虚弱无力、难于支撑姿势的老人。

3）照护型。简单轻便，护理员运送老人时使用。

（3）轮椅的使用

1）准备工作

① 确认老人身体状况是否可以使用轮椅。

② 检查轮椅是否完好，车胎是否充气。

③ 确保周围空间要宽敞，将妨碍移乘轮椅的杂物进行整理。

④ 如外出应注意保暖，带好必要物品。

2）扶助老人坐轮椅

① 向老人解释，征得老人同意→将轮椅推到床旁，使椅背和床尾平齐→护理员站在轮椅一侧，一手扶车把，另一手拉紧同侧车闸→再绕到对侧，同样方法拉紧对侧车闸→固定轮椅。

② 扶老人坐至床沿并双腿着地→协助老人平稳地坐到轮椅上→叮嘱老人尽量往后靠,勿向前倾身或自行下车→将老人双脚放在踏板上（如老人下肢有浮肿，可在踏板上垫以软枕）。

3）推轮椅

① 平地使用轮椅时，护理员站在轮椅车的后面，两手扶住车把前进。

② 抬起轮椅前轮。行走过程中可能需要短时间抬起轮椅前轮，这时首先要告诉老人“我现在要把前轮抬起来了”，然后用脚踩踏轮椅后侧的杠杆，同时将车把向后下方压下，使前轮抬起，在轮椅整体平衡状态下后轮着地向前推动轮椅。

③ 推轮椅上台阶。如图3—62所示，护理员脚踩踏轮椅后侧的杠杆→抬起前轮（以两后轮为支点，使前轮平稳地移上台阶）→再以两前轮为支点，双手抬车把抬起后轮→平稳地移上台阶。

④ 推轮椅下台阶。如图3—63所示，老人和护理员都背向前进方向，护理员在前，轮椅在后，叮嘱老人抓紧扶手→提起车把，轻轻把后轮移到台阶下→以两后轮为支点，缓慢抬起前轮，轻轻把前轮移到台阶下。

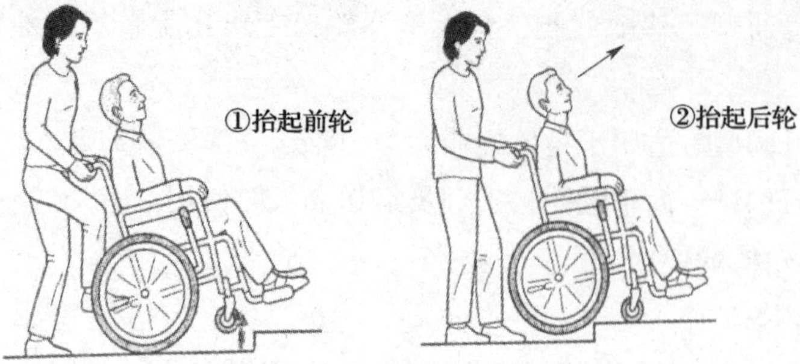

图 3—62 推轮椅上台阶

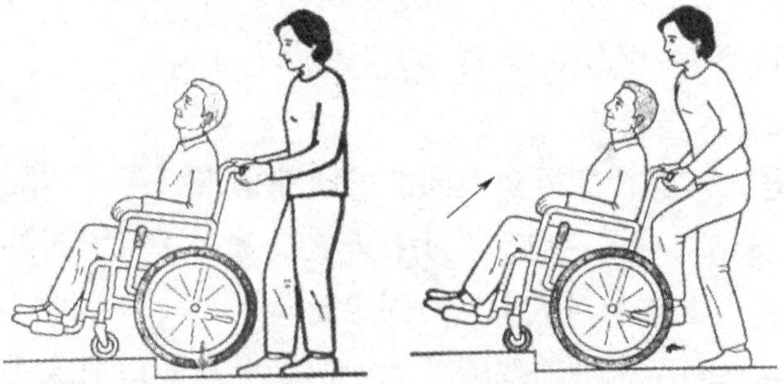

图 3—63 推轮椅下台阶

⑤ 推轮椅上下坡。上坡时与正常无异，护理员要注意刹车的使用，在上肢用力的同时身体前倾，保持身体平衡。下坡时护理员都背向前进方向，护理员在前、轮椅在后，叮嘱老人抓紧扶手，缓慢下坡。如图 3—64 所示。

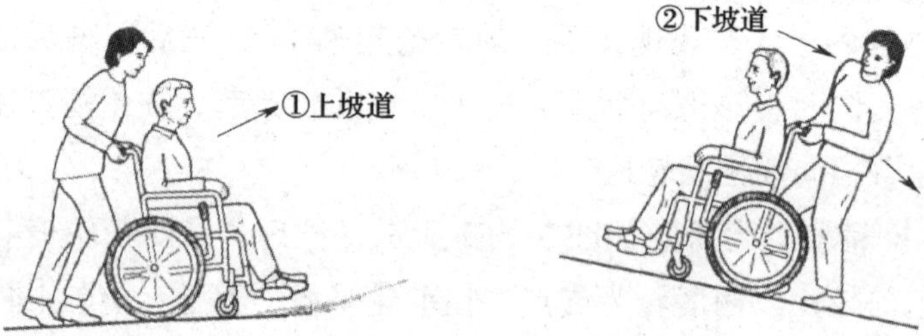

图 3—64 推轮椅下坡

⑥ 推轮椅上下电梯。老人和护理员都背向前进方向，护理员在前、轮椅在后，进入电梯后要及时拉紧车闸，进出电梯经过不平的地方要事先告诉老人，缓慢进出。

提　示

☆行走过程中观察道路前后情况，随时注意老人面色，询问老人有无不适。

☆使用轮椅过程中，要力求平稳移动轮椅，避免突然加速、减速和改变方向，避免车体大的震荡，防止老人发生意外。

☆使用轮椅过程中要注意与老人交流，事先向老人说明前进方向、注意事项等。

二、体位移动和安全保护

1．协助老人变换体位

（1）协助老人移向床头

1）一人协助老人移向床头。适用于体重及病情较轻且能配合的老人。如图 3—65 所示。

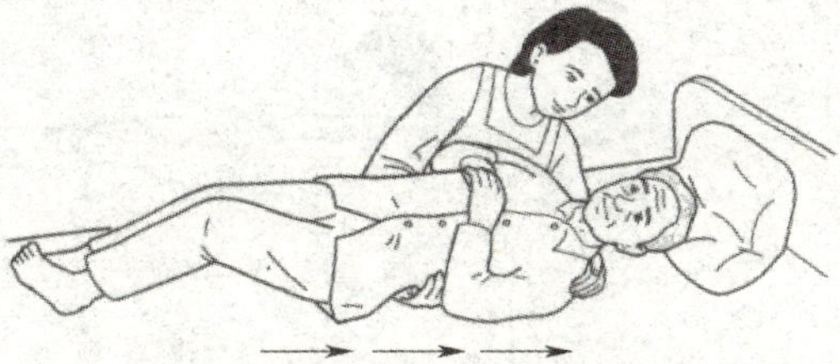

图 3—65　协助老人移向床头

① 向老人解释，征得同意→使老人呈去枕仰卧位→将枕头横立于床头（避免老人头部受伤）。

② 叮嘱老人环抱两臂→将其两臂放于胸前（如老人能配合，可让老人双手握住床头栏杆），双膝屈曲→将其两小腿立于床上。

③ 护理员站在老人上半身对角线的延长线上→一手经老人颈后伸到对侧腋下，另一只手托住老人臀部→叮嘱老人双脚用力蹬床面，同时护理员用力将老人移向床头。

2）二人协助老人移向床头。适用于体重和病情较重的老人。

① 向老人解释，征得同意→使老人呈去枕仰卧位→将枕头横立于床尾（避免老人头部受伤）。

② 护理员两人分别站在床的两侧→对称地托住老人肩部和臀部（也可一人托肩、腰，另一人托背、臀）→两人配合将老人移向床头。

（2）协助老人移向床边

1）一人协助老人移向床边。适用于体重及病情较轻且能配合的老人。如图 3—66 所示。

① 护理员站在老人身体一侧→叮嘱老人将两臂环抱并放于胸前（向右翻身时，右臂在下、左臂在上，向左翻身时与之相反）→将枕头移到护理员的近侧→慢慢将老人头部移到枕上。

② 护理员两腿略分开→两腿屈膝，重心放低（以增加身体的稳定性）→一手经老人颈下抱住老人对侧肩部，另一手经老人臀下抱住老人对侧髋部→将老人上半身移向近侧。

③ 一手经老人臀下抱住老人对侧髋部，另一手抱住老人大腿部→将老人下半身移向近侧→整理床铺。

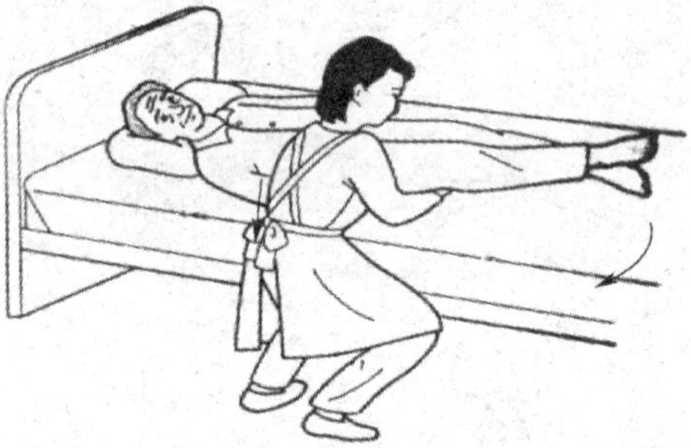

图 3—66　协助老人移向床边

2）二人协助老人移向床边 。适用于体重及病情较重的老人。

① 两名护理员站在床的同侧→叮嘱老人环抱两臂并放于胸前→将枕头移到床的近侧→慢慢将老人头部移到枕上。

② 一人抱住老人肩部和腰部，另一人抱住老人髋部和大腿部→将老人慢慢移向近侧。

（3）协助老人翻身侧卧

1）协助一般老人翻身侧卧。适用于病情较轻的老人。

① 护理员站在老人一侧→叮嘱老人环抱两臂并放于胸前（向右翻

身时，右臂在下、左臂在上，向左翻身时与之相反）→将枕头移到近侧→慢慢将老人头部移到枕上。

② 护理员一手放在老人腰下，另一手放在老人臀部下→将老人身体移向近侧。

③ 护理员转到床的对侧→协助老人双膝屈曲、两腿立于床上→一手扶住老人肩部，一手扶住老人膝部→借助身体重心和膝盖、肩部两个支点的作用，协助老人翻身侧卧。

④ 翻身侧卧后将老人上面的腿屈曲、下面的腿伸直→在老人两臂、两腿间、背部各放一个软枕。

2）协助偏瘫老人翻身侧卧（见图 3—67）

① 叮嘱老人把头偏向将要翻向的一侧→让老人健侧的手拉住患侧的手，并两臂交叉环抱放于胸前→护理员将枕头移到床的近侧→慢慢将老人头部移到枕上。

② 护理员一手放在老人腰下，另一手放在老人臀部下→将老人身体移向近侧→将老人两膝屈曲、两腿立于床面→用健侧足压住患侧足，以助侧卧。

③ 护理员一手扶住老人肩部，另一手扶住老人膝部，同时用自己的肘部固定老人患侧膝部→协助老人侧过身→将老人体位整理舒适并整理床铺。

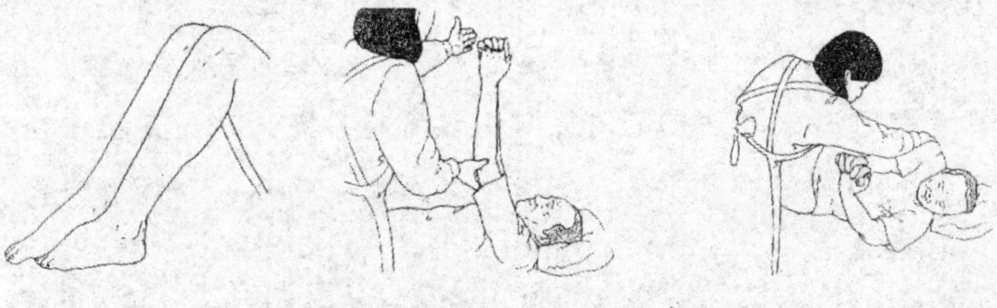

图 3—67　协助偏瘫老人翻身侧卧

（4）翻身叩背排痰

1）为老人翻身→掀开背部盖被，暴露背部→护理员一手扶住老人身体（保持体位稳定），另一手呈环杯状→从老人背部下方至上叩拍背部数次。

2）将老人衣服整理平整→将一大枕头放老人背部（支撑身体），另一小枕头置老人颈部凹陷处→ 协助老人盖好被子→整理用物与床铺→开窗通风→洗手→记录。

提　示

翻身叩背排痰的注意事项

☆老人可取侧卧位或坐位，叩背前要将老人的支撑点安置妥当。

☆叩背前护理员先将手五指并拢微弯曲手指，使手背隆起呈环杯状再叩击老人的背部。

☆叩拍时先从老人后背部的肺底向上叩击至肩下。每次叩击的部位要与上一次的部位重叠1/3，不可遗漏。叩击一侧后再叩击另一侧，每侧叩击次数至少3遍。

☆叩背的力度要适宜，过轻不能使痰液顺利排出，过重则会发生损伤。

☆叩背的位置不能叩在肾区和脊柱上。

☆如痰液黏稠不易咳出时，可选择稀释痰液的方法，如做雾化吸入、蒸汽吸入等以协助咳痰。

案例与点评

某女性老人，78岁，患慢性支气管炎7年。1年前突发脑出血经抢救治疗后留下一侧肢体活动严重受限的后遗症，现翻身、起床、穿衣、吃饭等日常生活需要护理员照护。老人近日有些咳嗽、咳痰，但由于体质虚弱其主动的有效咳嗽显得越发无力，于是护理员帮助老人翻身后进行叩背排痰，但遭到老人大声呵斥，并强调叩背太痛不可再继续。

【点评】为长期卧床的老人进行翻身后的叩背排痰，可有效降低肺部感染的机会。用力得当、部位及手法正确的叩背，可使肺部的纤毛运动、痰液离开呼吸道的管壁而最终将痰液排出体外，达到减轻老人痛苦、防止发生坠积性肺炎的目的。因此，在坚持为老人继续做叩背排痰操作的同时应耐心给老人做充分的解释，使老人积极配合护理员的操作。

（5）协助老人坐起（从仰卧位到坐位）

1）一般情况下坐起。适用于病情较轻的老人。如图 3—68 所示。

① 向老人做好解释，征得同意→抬高床头成 60° →如果是坐移床边，先按照“移向床边法”将老人身体移向一侧床边→护理员站在老人一侧，双腿分开、屈膝（重心放低）。

② 护理员一只手及小臂伸入老人颈肩部并抱住老人对侧的肩部，另一手扶住老人对侧髋关节部位→使老人身体翻动略侧向自己→用手压住老人肘关节做支撑点→沿自然坐起的运动曲线协助老人坐起。

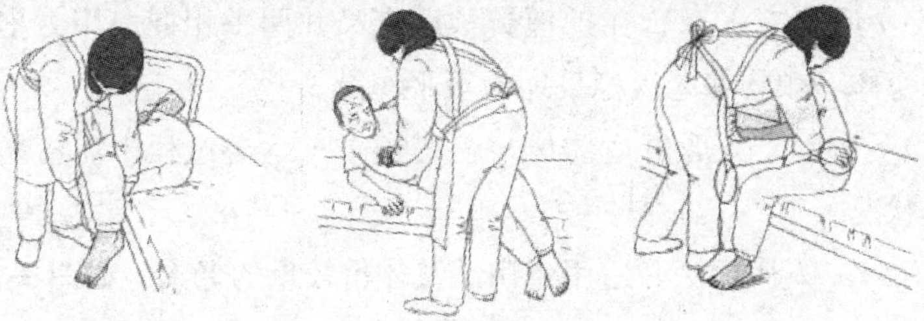

图 3—68　协助老人坐起

2）借助床档坐起

① 抬高床头成 60° →先按照“移向床边法”将老人身体移向一侧床边。

② 叮嘱老人健侧手拉患侧手并放在胸前→健侧下肢略屈曲→头偏向将要翻身的方向→健侧手抓住床档→身体翻向一侧。

③ 叮嘱老人用健侧肘部支撑体重，腹、臀、下肢顺应翻转方向用力，沿头部运动曲线坐起→将两脚放在床下、上身坐起→双脚稳妥地踏在地上。

3）借助绳子坐起

① 拴绳子于床的适当位置或将床档放于床的适当位置。

② 为了老人的双腿能用上力，在老人脚底部垫上木板或其他硬物。

③ 其他方法同“借助床档坐起”，用力拉绳坐起。

（6）协助老人站立

1）向老人解释，征得同意→为老人穿好衣服和鞋袜。

2）在安全坐位的基础上使老人腿向后回收并略分开→叮嘱老人手臂扶在护理员肩上或在颈后交叉相握。

3）护理员屈膝，右腿伸到老人两腿间，抵住老人患侧膝部（形成固定）→两手臂环抱老人腰部并夹紧，使两人身体靠近→老人身体前倾靠于护理员肩部→向上用力协助老人站起→轻轻向前搬正老人腰部→保持稳定姿态。

2．平车（担架）搬运法

（1）一人搬运法。适用于病情及体重较轻的老人。如图 3—69 所示。

1）将平车推到老人床旁→使平车头端与床呈钝角。

2）护理员两腿分开，屈膝、重心放低→一手臂自老人腋下插入，抱紧老人远侧肩部→另一手臂自老人大腿下伸入，抱紧其两腿。

3）叮嘱老人双臂在护理员颈后交叉并两手相握→用力抱起老人→转动身体→顺势将老人稳妥地抱至平车上。

4）协助老人取舒适体位→盖好被子（运送过程中需密切观察老人身体状况）。

（2）二人搬运法。适用于病情及体重较重的老人。如图 3—70 所示 .

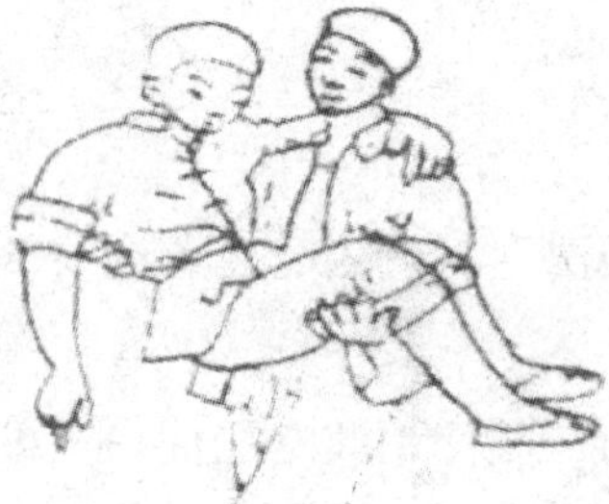

图 3—69　一人搬运法

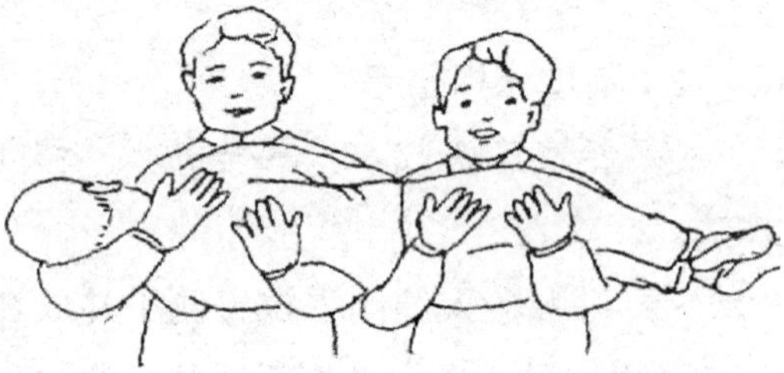

图 3—70　二人搬运法

1）将平车推倒老人床旁→使平车头端与床呈钝角。

2）甲、乙两名护理员站于床的同侧→叮嘱老人双臂抱于胸前→甲两手臂分别托住老人颈肩部和腰部→乙两手臂分别托住老人臀部和双腿→两人步调协调一致，呈扇面打开状移动→将老人平稳地移到平车上。

（3）三人搬运法。适用于病情及体重较重的老人。如图 3—71 所示。

1）将平车推倒老人床旁→使平车头端与床呈钝角（空间要宽阔，注意移动后头足方向）。

2）甲护理员抱住老人头、肩部，乙抱住背、臀部，丙抱住臀部、双下肢。

3）由甲发令，三人步调协调一致呈扇面打开状移动→将老人平稳地移动到床上或平车上。

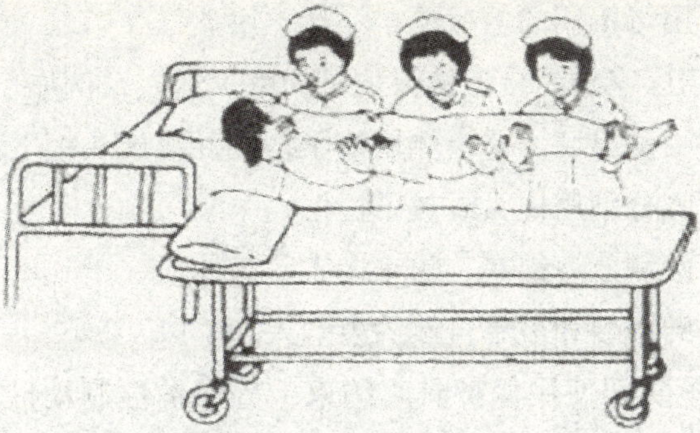

图 3—71　三人搬运法

（4）四人搬运法。适用于病情及体重较重的老人。

1）平车与床并排靠紧→固定车轮→将结实的中单平铺在老人身下。

2）甲护理员站在床头，用枕头托住老人头部→乙站在床尾，托住老人双腿→丙和丁分别站在床侧和平车侧→丙、丁将中单卷至老人身旁，并双手紧握中单两端。

3）由甲发令，四人同时将老人抬起→平稳地移到平车上或床上。

提　示

体位移动时的注意事项

☆充分考虑老人身体状况，如意识状态、肢体功能、有无疼痛等因素。

☆移动体位时顺应人体自然运动曲线，减少摩擦力，扩大支撑面，达到自己省力、老人舒适的目的。

☆移动体位中避免拖、拉、推等生硬动作，以免擦破老人皮肤。

☆保护和促进老人自身运动功能，动员老人根据自身情况做好配合。

3．保护具的使用

为防止谵妄、躁动等意识不清老人发生坠床、撞伤等意外伤害，在尊重老人尊严的前提下，可采取必要的保护措施，以确保老人的安全。

（1）使用原则

1）使用保护具前要向老人、家属解释，取得老人或家属同意后方可使用。在可用可不用的情况下，尽量不用。

2）可利用居家物品自然地保护（约束）老人，例如：

◆睡床的一侧靠墙，另一侧用椅子拦挡并将床头柜下移距离床头 20 厘米，床的两侧分别用枕头或被子拦挡。

◆睡床下两侧放海绵垫，防止老人坠床摔伤。

◆用改良的服装和被单自然约束老人。

3）只能短时间使用保护具（约束）等保护性制动措施，使用时注意老人的卧位要舒适，并经常更换体位。

4）使用保护具约束老人活动时需保持老人的肢体处于功能位置。

（2）床档的使用（见图 3—72）

1）可用帆布或床档放在床的两侧→用布带将床档与床头和床尾捆绑固定→床档中部可安装活动杠。

2）使用多功能床档→不用时将床档插于床尾→根据老人病情使用时可插于床沿上部、中部、下部。

3）将软枕立于床头（防止老人躁动时撞伤头部）。

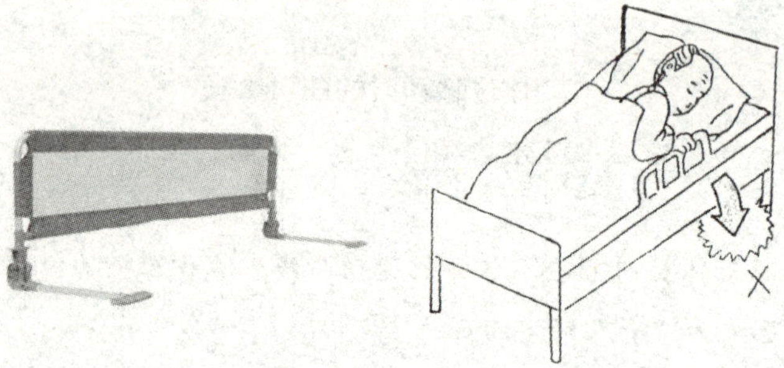

图 3—72　床档的使用

思考与练习

1. 如何为老人进行舒适的日常生活照护？
2. 压疮好发于身体的哪些部位？其预防的主要方法有哪些？
3. 帮助老人睡眠的措施有哪些？
4. 如何对患病老人的饮食进行精心照护？
5. 对排便失禁的老人如何进行照护？
6. 如何对便秘的老人进行照护？

7. 对尿失禁老人的照护包括哪些方面?
8. 更换集尿袋的操作方法是怎样的?
9. 对呕吐老人的照护重点有哪些?
10. 如何正确地协助老人使用手杖、步行器以及轮椅?
11. 如何安全地为老人移动或变换体位?
12. 怎样为老人制作家庭中的保护具?

综合训练

1. 某男性老人，年 82 岁，患脑血栓 8 年，右则肢体活动受限，日常起居等生活料理需要别人帮助。今日老人起床后需要你为他穿开襟的上衣和裤子，请问：如何为老人穿开襟上衣和裤子?

2. 某老人女性，年 72 岁，身体极度衰弱、卧床不起，头发凌乱，部分头发已经纠结成团。此时，应如何为老人进行床上洗头、床上梳头?

3. 某女性老人，年 79 岁，患帕金森氏病 10 年，近来老人的病情加重，吞咽困难，不能起床，不能料理日常生活，语言表达不够清晰，但大脑思维正常。请问：你如何为老人制作饮食?其饮食护理的重点有哪些?

4. 某女性老人，年 77 岁，祖籍浙江省宁波市。平日喜欢安静地看书、读报但不爱运动，饭量比较小，喜欢吃鱼肉、鸭肉但不喜欢吃青菜。老人一般 3 天才解 1 次大便，今日排便时非常费力、非常痛苦。此时，你作为护理员应如何为老人解除便秘的痛苦?如何使用简易的操作方法为老人通便?

5. 某男性老人，年 65 岁，两个月前不慎将小腿骨折，现遵医嘱打着石膏、静心休养。今日老人需要前往医院进行复查，检查骨折部位的复位情况。作为护理员，你该如何帮助老人坐上轮椅前往医院?

4 第四章　技术护理

第一节 给药的照护

一、用药常识

1．药物保管原则

（1）储存的药物数量不可过多，并定期检查所存的药物，防止过期、失效。

（2）仔细阅读药品说明书，按所要求的贮存方法分类保存，内服药与外用药宜严格分开。

（3）对易受潮、易挥发的药物需用玻璃瓶密闭贮存，如复方甘草片、苯妥英钠片、颠茄浸膏、氨茶碱等。易因受热而变质或易燃、易爆、易挥发的药物，需在 4 ~ 8℃低温保存，如胰岛素、金霉素滴眼剂等。遇光可变质的药物需在有色避光瓶内贮存，如维生素 C、氨茶碱等。

（4）原包装完好的药物，可以原封不动地保存；散装药贴上醒目的标签，标清有效日期、名称、用法、用量及失效期。

（5）药品放在固定位置，便于取用。

2．老年人口服用药要点

（1）严格遵医嘱服药。仔细核对药物名称、剂量、服药时间，如药品过期、变质不可服用。

（2）按时服药，以保障药物达到最佳效力。一般分为以下几种情况：

1）一日三次：宜安排在早晨 7 ~ 8 点，下午 3 ~ 4 点，晚上 10 点左右。

2）饭前或空腹：宜在未进食或餐前半小时服药。

3）饭后：宜在进餐后半小时服药。

4）服药时间有特殊要求：按照医嘱或说明书的要求服用。

（3）服药剂量准确

1）剂量与疗效有着密切的关系，不可自行减量或加大用药剂量。

2）如果老人感觉疾病好转或药效不明显时，不得擅自减、加药量，应由医生确定调整剂量。

3）如果忘记服药，不可将两次药量一次服下。

（4）服药姿势正确

1）老人口服药物时宜采取站立位、坐位或半卧位。

2）卧床老人服药时，需抬高床头 30° ，服药后 10 ~ 15 分钟后再躺平，并需多饮水将药物冲进胃内。

（5）服药后多喝水

1）服药后多喝水，应不少于 100 毫升。不要用茶水、酒类、咖啡送服药物。

2）服用磺胺药、解热药要注意多喝水，服用止咳糖浆类药物后 30 分钟内不要喝水。

（6）特殊药服用注意事项

1）服用铁剂、酸类药物要用吸管，服药后漱口，以免损伤牙齿。

2）服用治疗心脏病的药物，如强心甙类，服药前要测量脉搏。脉搏每分钟少于 60 次或节律不整（快慢、间隔时间不等），应立即报告医生。

3）老人吞咽困难时，片剂、丸、散等药物可研碎加水调成糊状冲服。

（7）在老年人服药后，护理员要注意观察用后的效果和不良反应。

案例与点评

某女性老人，年 69 岁，患有骨质疏松症，夜间入睡后小腿经常痉挛并伴疼痛。某日老人接到女儿打来的电话，得知女儿在单位例行体检时发现腹部有一肿物，性质待查。之后老人经常入睡困难，夜间思绪万千，设想女儿疾病的严重程度、治疗方法等。几天下来老人感到周身不适、非常疲惫，于是就在每晚入睡前服用一片安眠药，3 天后老人发现一片安眠药对自己的失眠已经无效了，其间小腿的疼痛也更加严重，于是老人将安眠药的服用量加到 2 片并同时服用止痛片。

【点评】这位老人焦急的心情可以理解，但没有在医生的指导下服用安眠药、止痛药且随意加大药量是非常危险的。由于老年人机体代谢能力的减弱，过量的药物在老年人体内非常容易蓄积，造成中毒反应，会严重威胁老年人的生命健康。因此，无论何种原因导致老年人失眠、疼痛时，都应及时带老人就医，遵照医嘱服用相应的治疗药物，不可擅自服药。

二、给药方法

1．口服药物

（1）协助老人口服药物的方法

1）到服药的时间拿出老人需服用的药物，准备好温开水。

2）与老人共同核对需服用的药名、剂量并检查药物的质量。

3）帮助老人先饮适量温开水→将药片（丸、水剂等）放入老人口内→帮助老人饮温开水将药咽下（饮水不得少于100毫升）。

4）服药后再次查对所服的药物是否正确，确认无误后整理物品→将物品放回原处→将药杯（小勺）洗净。

5）整理好老人的床铺、床旁桌及药瓶→洗净双手。

提　示

协助老年人口服药物时的注意事项

☆协助老人服药前应仔细核对药物的名称、剂量，并仔细检查药物的质量（药物有无变色、发霉、过期等情况），如发现异常不可服用。

☆服药中要帮助老人饮用足够的温开水，以免药粒停滞在食道处。饮水时的速度不可过快，以防老人发生呛咳。

☆协助老人服用不同剂型药物时的要点：

服用药片较大、下咽困难时，可将药片研碎后用水调成糊状后再给老人服用。

服用水剂时，应先将药水摇匀，一手将量杯上举使其刻度与视线平行，另一手持药瓶（将标签面贴于掌心），倒药液至所需的刻度。

服用中成药时，可先洗净双手根据老人的具体情况将药丸掰成小丸，方便老人服用。

服中药冲剂时，应将药粉用温开水冲调后再服用。

☆为留置鼻饲管老人服用的药物，需将药片研细调制成液状灌入，灌药前、后均应灌入适量温开水，以免堵塞鼻饲管。

☆协助老人服药时，必须看护老人将药物确实服下后方可离开。

☆在老人服药后应注意观察服药的效果及不良反应。

☆老人对药物有疑问时，应虚心听取，认真核对。

（2）煎煮中药法

1）在煎药前先用清水将药物浸泡30分钟左右。

2）用急火（大火）煎煮→当药液煮沸后换成文火（小火）煎煮；煎煮过程中要经常搅拌，煎煮 20 分钟后将药液滗出。

3）剩余的药渣再加水用同法煎煮 15 分钟→再将药液滗出（与第一次滗出的药液放在一起），药液保存备用。

4）倾倒药渣→清洁并整理用物。

提 示

煎煮药物的注意事项

☆煎煮不同的中药，应按照医生嘱咐方法进行操作。

☆煎中药应用砂锅、搪瓷锅，不可用铁锅、铝锅。

☆每次加水量：煎药前先用清水将药物浸泡 30 分钟左右，再煎煮。

第一煎：加水量应超过药表面 1 寸为宜。

第二煎：水量酌减，滋补性中药应酌情多加水。

☆煎药的时间

第一煎：药煮沸后煎 20 分钟。

第二煎：药煮沸后煎 15 分钟，药的品质坚硬者可酌情多煎 50 分钟。清热、发表的药煎的时间要短些。

☆煎药火候的掌握：一般中药未煮沸时用急火（大火），煮沸后用文火（小火），煮的过程中需要经常搅拌。

☆煎药的次数和量

一般中药：每付药需煎两次，每次煎约 150 毫升（一茶杯），将两次煎的药量混合在一起共 300 毫升，分成两份，早晚各服一次。

滋补中药：可煎三次，混合在一起分成两份，早晚各服一次。

老人服药困难者、重病人药汁：可在煎药的过程中适量浓缩，便于服用。

2．外用药给药

（1）贴膏药

1）护理员洗净双手并擦干（双手无长指甲或指环）。准备膏药、热毛巾或鲜姜片。

2）使用膏药前先将患处或穴位处的皮肤用热毛巾或鲜姜片擦净。

3）将膏药在暖气、热水壶或火炉上烤一下（使其变热变软）→揭开折叠的药片贴于患处（普通膏药直接撕下覆膜贴于患处即可）。

4）为老人整理好衣服→整理用物后洗手。

提　示

随时注意观察老人的反应，如果发现局部疼痛、瘙痒或有红肿、起泡等现象，要将膏药取下停止使用。

（2）为老人滴眼药（见图4—1）

1）准备物品：老人需用的眼药水（眼药膏），干棉球（或纸巾）；清洁的点眼玻璃棒、棉球或纸巾（干净毛巾）等。

2）护理员洗净双手（双手无长指甲或指环）。

3）检查眼药水（眼药膏）的名称，查看有无变色、浑浊、沉淀、过期等，确认合格方能使用。与老人共同核对眼药水的名称。

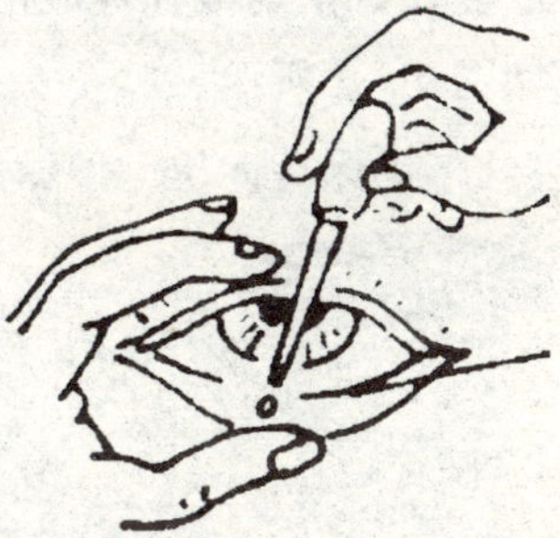

图4—1　为老人滴眼药法

4）协助老人取仰卧位或座位→头向后仰。

5）一手用拇指、食指将患眼的上下眼睑分开，暴露下结膜囊（下眼皮内）→另一手持眼药瓶将眼药水距离眼球1～2厘米滴在下眼睑内2滴。

6）滴药后手指轻轻提捏上眼皮→叮嘱老人眼球上下左右转动（使药液均匀布满眼内）→让老人闭眼睛3～5分钟→同时用棉球或纸巾按压内眼角。

7）整理用物及眼药后洗手。

提　示

☆滴眼药时动作要轻稳，防止眼药瓶前端触及老人眼睛引起不适。

☆操作前认真检查眼药有无变色、浑浊、过期。

（3）协助老人滴鼻药

1）护理员洗净双手后检查滴鼻药液名称，有无变色、浑浊、沉淀、过期等，确认合格后方能使用。

2）与老人共同核对药液的名称及药品质量。

3）叮嘱老人先轻轻擤出鼻内分泌物→协助老人取坐位头靠椅背上

或仰卧位，肩下垫一软枕，头向后仰，使鼻孔向上。

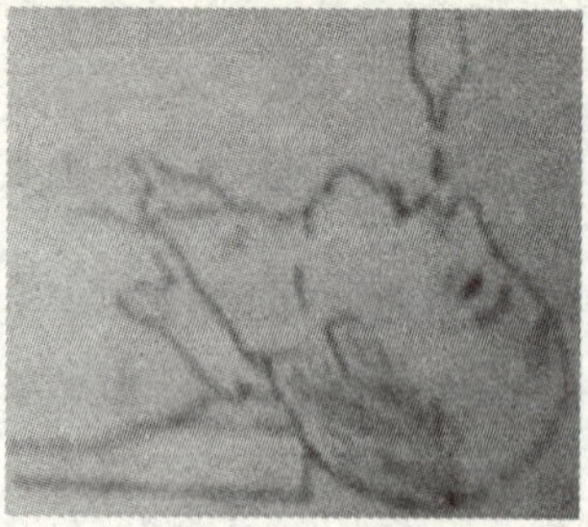

图 4—2 协助老人滴鼻药方法

4）一手扶持老人头部，一手拿滴鼻药液→距离鼻孔 1 ~ 2 厘米，将药液滴入两侧鼻腔各 3 ~ 5 滴→再用手指轻按鼻翼，使药液在鼻腔内扩散到鼻甲部，如图 4—2 所示。

5）保持体位→停留片刻再扶老人坐起→整理用物后洗手。

提 示

☆滴药后让老人休息 3 ~ 5 分钟方可起床，以免药液流出或流入咽部。

☆滴药时滴管或药瓶应放于鼻孔上方，不可接触鼻孔以免污染药液。

☆操作中动作要轻稳，注意老人体位的安全、舒适，观察老人用药后的反应。

（4）协助老人滴耳药

1）护理员洗净双手并擦干（双手无长指甲或指环）。

2）检查药物名称，有无变色、浑浊、沉淀、过期等，确认合格后再使用。

3）协助老人侧卧位或坐位头偏向健侧→让患耳耳孔向上→用棉签将耳道内分泌物擦拭干净。

4）护理员一手将老人的耳郭向后上方牵拉（使耳道变直）→另一手持滴管或滴瓶将药液顺外耳道壁滴入 3 ~ 5 滴药液→再用手指按压耳屏数次后→用棉球塞入外耳道口。

5）待老人休息片刻再坐起→用棉球或纸巾为老人擦净面部→协助老人恢复原体位→整理用物、洗净双手。

3．为压疮老人换药

压疮一旦发生其病情进展很快，所以护理员要尽快给予处理使其治愈。首先需彻底排除压疮发生的原因并进行局部换药。

（1）皮肤发红时的处理

1）皮肤发红属于压疮早期，护理员要做到勤翻身、勤换洗，防止局部再受压。

2）此时局部不可按摩，可采用下列方法防止进一步发展。

① 用毛巾湿热敷，每日 4 ~ 5 次，敷后用干毛巾轻轻擦干湿气。

② 用温热酒、温热红花酒精（红花 15 克放于 50% 酒精 500 毫升中，浸泡一周备用）涂擦局部。

③ 使用红外线灯（或台灯）局部照射，照射距离 20 ~ 30 厘米，以促进局部血液循环，同时要保持局部皮肤的清洁。

（2）皮肤紫红色并出现水泡时的处理

1）防止水泡破裂发生感染，可用 2% 碘酊、70% 酒精消毒压疮水泡的基底部，用无菌注射器抽出水泡内渗出液体，水泡破裂后在小面积伤面上可涂擦 2.5% 碘酒或 75% 酒精，晾干后敷上消毒纱布保护创面。

2）保持局部皮肤的清洁，防止继续受压。

（3）局部出现压疮溃疡化脓时的处理。请专业医生诊治。

三、特殊给药时的照护

1．静脉输液时的照护

（1）保持老人居室环境清洁整齐，房间温暖舒适→将输液架或挂钩准备好。

（2）协助老人排空大小便，坐在座椅上或在床上平卧。

（3）在老人输液过程中，护理员可协助扶持老人被输液的肢体。

（4）输液过程中要注意观察输液速度（不可过快，尤其是患有心脏疾患的老年人）→每分钟滴速以 40 滴左右为宜。

（5）在输液中老人需要变换体位、移动时，要注意扶托输液的肢体，避免针头滑脱。

（6）输液中发现老人有发热、寒战、头痛等症状，应及时告知医护人员。当发现老人局部组织肿胀和疼痛、液体停滴时（说明输液针头可能滑出血管外，液体注入皮下组织），此时也应通知医护人员（另选血管重新穿刺）。

（7）输液完毕当护理人员拔下针头后→护理员协助用无菌棉签按压穿刺部位 5 分钟。

相关链接

静脉输液反应的观察及防治方法

老年人静脉输液时常见下列四种输液反应，护理员发现症状后要及时通知医护人员，并配合采取防治措施。

1. 发热反应

（1）原因：这是输液中常见的一种反应，常因输入致热物质（包括致热原、死菌、其他蛋白质和非蛋白质的有机或无机物质）而引起，如由输液瓶、输液器灭菌不完善或被污染，输入的溶液或药物不纯，灭菌保存不良等。

（2）症状：表现为发冷、寒战和发热，轻者发热常在38℃左右，于停止输液数小时内体温可恢复正常。严重者起初寒战，随后高热达40～41℃，并有恶心、呕吐、头疼、脉快等症状。

（3）防治方法：减慢输液速度或停止输液，并通知医生；对高热老人给予物理降温；保留剩余溶液及输液管以备检验。

2. 肺水肿

（1）原因：由于输液速度过快，短时间内输入过多液体，使循环血容量急剧增加，心脏负担过重而引起。

（2）症状：老人突然出现呼吸困难、气促、咳嗽，咳粉红色泡沫痰、心率加快等。

（3）防治方法：输液过程中注意速度不可过快，液量不可过多，对心脏病老人必须特别注意。如发现肺水肿症状，必须立即扶老人端坐，两腿下垂（以减少静脉血回流，减轻心脏负担），通知医生，加压给氧。

3. 静脉炎

（1）原因：由于输入浓度较高、刺激性较强的药物，或静脉留置针时间过长，而引起局部静脉壁的化学炎性反应。也可能因输液过程中，无菌操作不够严格，引起局部静脉的感染。

（2）症状：沿静脉走向出现条索状红线，局部组织发红、肿胀、灼热、疼痛，有时伴有畏寒、发热等全身症状。

（3）防治方法：防止药物溢出血管外，有计划地更换注射部位（以保护静脉）；抬高患肢并不要活动；理疗；遵医嘱应用抗生素。

4. 空气栓塞

（1）原因：输液时空气未排尽，输液管连接不紧有漏气，或加压输液时无人在旁看护，空气进入心脏发生栓塞，严重者危及生命。

（2）症状：老人胸部感到异常不适，随即发生呼吸困难和严重紫绀。

（3）防治方法：加压输液输血时需严密观察不得离开老人。如出现空气栓塞的症状及时报告医护人员更换，或停止输液的同时立即置老人左侧卧位和头低足高位；氧气吸入。

2. 吸氧时的照护

患有心脏病或呼吸系统疾病的老人，在疾病发作时常会感到气短、喘息、呼吸费力等不适，严重者出现口唇、指（趾）甲紫绀，均为缺氧表现，需要及时给予吸氧治疗，以改善缺氧状态。

常用的吸氧方法有：鼻塞吸氧法、鼻导管吸氧法、面罩吸氧法、氧气枕吸氧法以及管道吸氧法等。

（1）吸氧前的物品准备

1）氧气筒。耐高压的无缝钢桶，内存高压力氧气。在氧气筒的顶部有一个总开关，总开关逆时针旋转会有氧气流出。停止使用氧气时，要将总开关朝顺时针方向旋紧。

2）氧气表。由压力表、减压器、流量表、湿化瓶、保险活门等组成。氧气筒和氧气表装置的连接如图 4—3 所示。

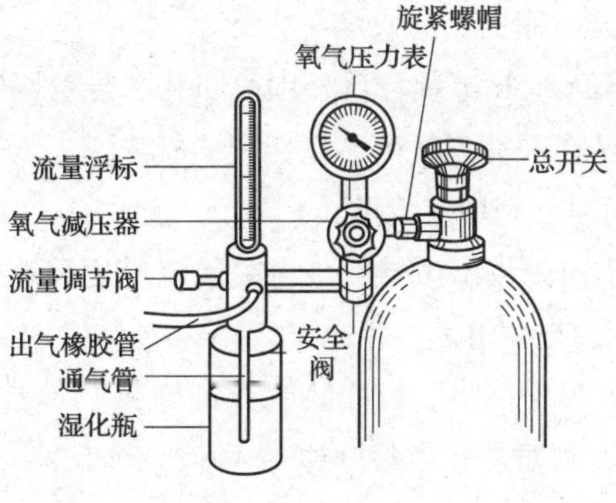

图 4—3　氧气装置

3）吸氧管、水杯、棉签等。根据需要准备不同的类型。

（2）鼻塞吸氧法

1）向老人解释吸氧的目的，取得配合。

2）护理员洗手，检查筒内是否有氧气和有无漏气，并挂上安全标记。

3）安装氧气表。先打开总开关（使小量氧气流出，将气门处的灰尘吹净）→随即关好→然后将氧气表稍向后倾斜，接在气门上→用扳手旋紧。

4）湿化瓶内装入冷开水或蒸馏水 1/3 ~ 1/2 瓶。

5）旋紧流量表→打开氧气总开关→再慢慢打开流量表。

6）连接鼻塞导管→调节氧流量表→检查氧气流出是否通畅以及全套装置是否漏气。

7）用湿棉签擦净老人鼻腔→将鼻塞插入老人鼻孔给氧。

8）记录给氧时间和用氧流量。

9）给氧过程中观察老人缺氧状态有无改善，避免氧气导管扭曲。检查有无鼻腔分泌物阻塞鼻塞，如有阻塞应及时更换。

10）给氧完毕→先取下鼻塞→再关闭流量表和总开关→再次打开流量表放出余气，然后关闭。

（3）鼻导管吸氧法（见图 4—4）

1）安装氧气表、湿化瓶，打开开关，方法同上所述。

2）连接鼻导管→鼻导管蘸水后从鼻孔轻轻插入至鼻咽部（其长度是自老人的鼻尖至耳垂的 2/3）。

3）观察老人无呛咳等现象后→用胶布将鼻导管固定于鼻翼两侧及面颊部→叮嘱老人不要张口呼吸（以免影响氧浓度）。

4）记录给氧时间和用氧流量。

5）给氧完毕→先拔出鼻导管→再关闭流量比和总开关→再次打开流量表放出余气，然后关闭。

6）根据缺氧程度用氧。轻度缺氧者每分钟 1 ~ 2 升，中度缺氧者每分钟 2 ~ 4 升，严重缺氧者每分钟 4 ~ 6 升。

（4）面罩吸氧法（见图 4—5）

1）安装氧气表、湿化瓶，打开开关，方法同上所述。

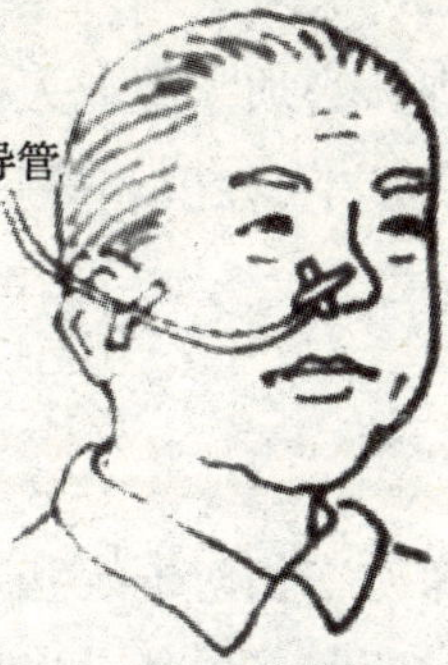

图 4—4　鼻导管吸氧

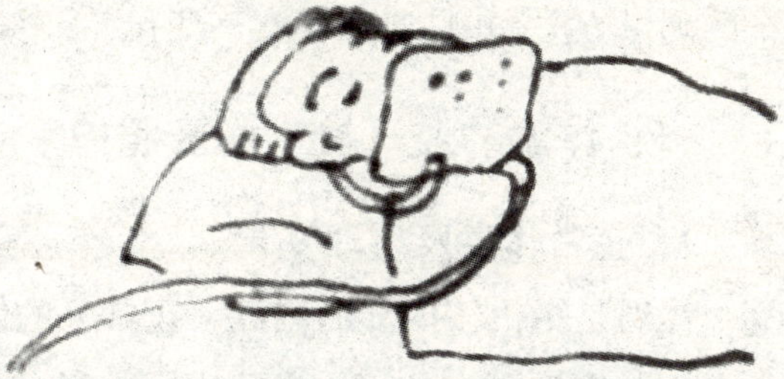

图 4—5　面罩吸氧

2）将给氧导管连接氧气面罩→面罩紧贴在老人的口鼻周围给予氧气。

（5）氧气枕吸氧法。氧气枕为一长方形橡胶枕，如图 4—6 所示，氧气枕的一角有橡胶管，橡胶管上有调节器用来调节氧气流量的大小。只用于临时转运老人时使用。

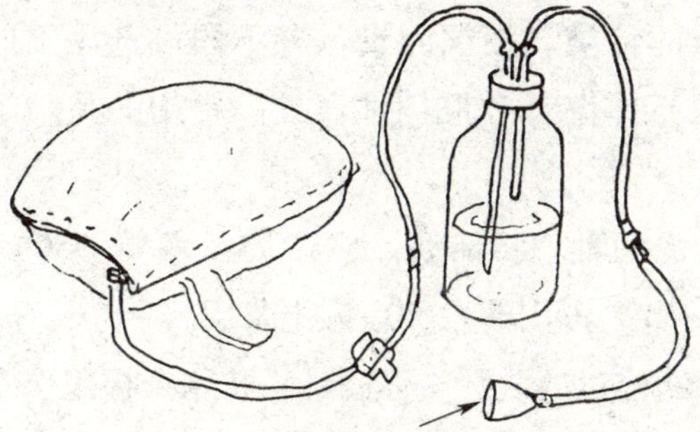

图 4—6　氧气枕

1）先将氧气枕内灌入大约 3/4 满氧气。

2）橡胶管接上湿化瓶、鼻导管或鼻塞→调节氧流量。

3）将老人头部枕在氧气枕上，促使氧气顺利流出。

第二节　生命体征监（检）测

体温、脉搏、呼吸、血压是机体内在活动的一种客观反映，是衡量机体状况的指标，临床上称为生命体征。正常人的体温、脉搏和呼吸有一定变化范围，但变动较小，三者之间有一定比例关系。当机体患病时生命体征会发生不同程度的变化。所以养老护理员必须掌握老人生命体征的测量方法，并且通过观察其变化，了解疾病的发生、发展和转归情况。

一、体温的监（检）测及照护

1．正常体温及生理变化

体温是指机体内部的温度，正常人的体温保持在相对恒定状态。但体温不是固定不变的，可随运动、进食、情绪、性别、年龄、昼夜、运动和情绪等因素的影响而波动，例如大量摄入蛋白质、剧烈运动、情绪激动可使体温略微上升。女性体温较男性略高。人体的体温在一天当中，凌晨时最低，午后稍高。

一般正常人测量体温大多测量腋下温度，正常值为 36 ~ 37.2℃。口腔温度比腋下高 0.2 ~ 0.4℃，直肠温度又比口腔温度高 0.3 ~ 0.5℃。

2．体温计

（1）体温计的种类。根据测量位置不同可选用不同体温计，分为口腔体温计、腋下体温计和肛门体温计。常用的是腋下体温计测量体温。

（2）体温计的消毒。将体温计放在 75% 酒精、500 毫克 / 升含氯消毒剂中浸泡 30 分钟，再用清水冲净擦干备用。

（3）体温计的校对。取数支体温计，将水银柱甩至 35℃以下，同时放入 40℃以下水中 3 分钟，误差应在 0.2℃以下，一旦超过此温度将不能再使用。

3．腋下体温的测量方法

（1）准备:体温计、纱布、体温记录单、笔、表，携用物至老人床旁。

（2）检查体温计并甩至 35℃以下。

（3）用纱布擦干老人腋下汗液，将体温计的水银端放在腋窝深处。

（4）叮嘱老人屈臂过胸，夹紧体温计（对不能合作者，护理员应协助扶托老人上臂，夹紧体温计）。看表计时。

（5）10 分钟后取出体温计，将体温计与视线平行读数，做好记录。如图 4—7 所示。

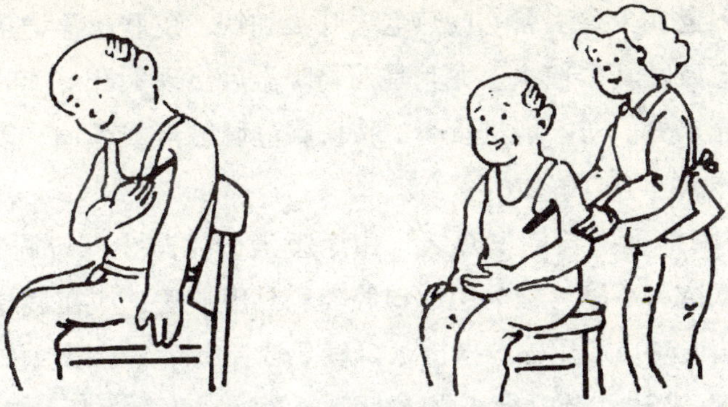

图 4—7 测量腋下体温

提 示

☆甩表时不可触及其他物品，以防撞碎。

☆为神志不清、躁动的老人测量体温时，护理员要在床旁守护，并用手扶托，以防体温计失落或折断。

☆不可将体温计放在热水中清洗或放在开水中煮，以防体温计爆碎。

4. 体温异常老人的照护方法

（1）发热。机体产热增多或散热减少，均可导致体温超过正常值，称为发热。发热也是机体对致病因子的一种防御反应。按发热的高低可分为低热：37.3 ～ 38℃；中热：38.1 ～ 39℃；高热：39.1 ～ 40℃；超高热：40℃以上。

高热老人的照护方法：

1）心理护理。观察发热各阶段老人的心理状态，对体温的变化及伴随的症状给予合理的解释，以缓解其紧张情绪。

2）观察。每隔 4 小时测量一次体温，待体温恢复正常 3 天后，递减为每天测量两次体温；同时密切观察老人的面色、脉搏、呼吸、血压，如有异常及时与医生联系。

3）保暖。老人出现寒战时，应调节室温并注意卧具和衣着的保暖。

4）降温。酌情采取物理降温方法，如敷冰袋、温水擦浴等。

5）补充营养和水分。及时给予营养丰富、易消化的流质或半流质饮食，并嘱老人少食多餐。高热老人呼吸加快，皮肤出汗增多，水分大量丧失，应鼓励其多饮水。尤其是药物降温后出现大汗淋漓时，应及时给老人补充水分。对不能进食者，按医嘱静脉输液或鼻饲，以提供能量及维持机体水分、电解质的平衡。

6）口腔护理。长期发热老人由于唾液分泌减少，口腔黏膜干燥，同时机体抵抗力下降，极易引起口腔炎和黏膜溃疡，应在晨起、睡前和饭后协助病人漱口或用棉球揩擦；口唇干裂者应涂油予以保护。

7）皮肤清洁。及时擦干老人身上的汗液、更换衣服和床单，保持皮肤清洁，并防止受凉。

8）卧床休息。高热时老人的体质往往比较虚弱，应叮嘱老人卧床休息并安置老人舒适的体位，同时调节室温，避免噪声。

9）测量体温。采用物理或药物降温方法后，要密切观察降温情况，需要半小时测量体温一次。

（2）体温过低。体温在 35.0℃以下称为体温过低，常见于全身衰竭的危重老年病人。体温过低时，老人表现为躁动、嗜睡，甚至昏迷、心跳频率减慢、血压降低、颤抖、肤色苍白、四肢冰冷。

体温过低老人的照护方法：

1）密切观察生命体征和病情变化，至少每小时测量一次体温，直至体温恢复正常。

2）提高室温（以 24 ~ 26℃为宜），并采取保暖措施，如加盖被子、放置热水袋或给予热饮料等，以提高机体温度。

二、脉搏的监（检）测及照护

随着心脏的收缩和舒张，在表浅动脉上可摸到一次搏动，称为脉搏。每分钟脉搏搏动的次数称为脉率。脉率和心率是一致的，当脉搏微弱难以测得时，应测心率。

1．正常脉搏及生理变化

正常成人在安静时的脉搏为每分钟 60 ~ 100 次，节律规则。脉率可随年龄、性别、劳动和情绪等因素而变化，一般幼儿比成人快，老人较慢；女性比男性稍快；运动和情绪激动时可增快，休息和睡眠时较慢。

2．脉搏异常的种类

（1）心动过速：指成人脉率每分钟超过 100 次。见于发热、大出血等老人。

（2）心动过缓：指成人脉率每分钟低于 60 次。见于颅内压增高、房室传导阻滞等老人。

（3）脉搏短绌:在单位时间内脉搏率少于心率，快慢不一，强弱不等，极不规则。见于心房纤维颤动的老人。

（4）洪脉：脉搏强大有力。常见于高热、甲状腺功能亢进等老人。

（5）丝脉：当心脏输出量减少、动脉充盈度降低时，脉搏细弱无力。见于大出血、休克等老人。

3．脉搏的测量方法

（1）准备：记录本、笔和有秒针的表。

（2）测量部位：常选择桡动脉，其次为颞动脉、颈动脉、肱动脉、足背动脉、胫后动脉和股动脉等，如图 4—8 所示。

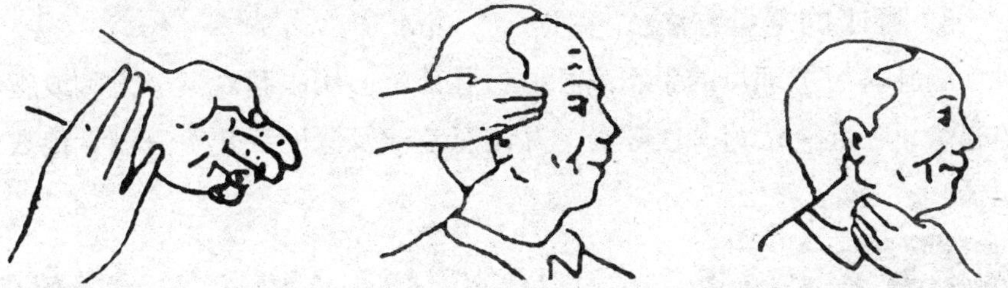

图 4—8　脉搏测量的部位

（3）向老人解释后将老人手臂放于舒适位置（腕部伸展）

（4）护理员将食指、中指、无名指的指端按在老人动脉表面（压力大小以能清楚触到脉搏为宜）→测量并计数（计数半分钟，对患心脏病的老人应测 1 分钟，必要时听心率）

三、呼吸的监（检）测及照护方法

1．正常呼吸及生理变化

正常成人安静时每分钟呼吸 16 ~ 20 次，节律规则，均匀平稳，但呼吸可以受意识控制，并随意改变。呼吸可随年龄、劳动、情绪等因素改变，老人稍慢，活动和情绪激动时增快，休息和睡眠时较慢。呼吸频率为 16 ~ 20 次 / 分，呼吸与脉率之比为 1:4。

2．呼吸异常

（1）频率异常

1）呼吸过速：指呼吸频率超过 24 次 / 分。见于发热、疼痛、甲亢、心功能不全等老人。

2）呼吸过缓：指呼吸频率低于 12 次 / 分。见于麻醉、镇静剂过量、颅内压高等老人。

（2）深度异常：深而长的呼吸，多见于糖尿病酮中毒、尿毒症酸中毒的老人。

（3）节律异常

1）潮式呼吸。指呼吸由浅慢逐渐变为深快，然后再由深快到浅慢，之后呼吸暂停 30 ~ 40 秒，再开始又一次的重复，循环往复如潮水涨退式的呼吸节律。见于脑炎、颅内压增高的老人。

2）叹气呼吸。见于神经衰弱、精神紧张或抑郁的老人。

3．呼吸的测量方法

测脉搏后护理员的手不离开原诊脉部位→用眼睛观察老人胸或腹部的起伏（一起一伏为一次呼吸，并注意节律及深度变化）→测量计数→记录。

提　示

测量脉搏、呼吸的注意事项

☆如果老人刚参加完运动，应先休息 20 分钟后再进行测量。

☆勿用自己的拇指测量脉搏，因拇指小动脉搏动较强，容易与老人的脉搏相混淆。

☆如为偏瘫老人测脉搏时，应选择老人健侧的肢体。

☆测量脉搏和呼吸的计数时间均为 30 秒，但对脉搏、呼吸不规则的老人要数满 1 分钟。

☆当老人呼吸微弱不易观察时，可用棉花放在老人鼻前，观察棉花摆动情况。

案例与点评

某男性老人，84岁。午休醒来感到有些心烦、胸闷、呼吸不畅，护理员立即给老人测量脉搏、呼吸，以了解老人的健康状况。护理员摸到老人的桡动脉并开始计时1分钟，1分钟后护理员告诉老人："我再给您测量一下呼吸，请您不要紧张"。最后护理员掌握了老人每分钟脉搏、呼吸的次数。

【点评】虽然护理员测量脉搏的方法非常正确，但忽视了人体的呼吸可以受意识控制，并可随意改变的特点。为了准确获取老人呼吸变化的数据，护理员的手在测量脉搏后应不离开原诊脉部位，用眼睛观察老人胸或腹部的起伏、计时并计数1分钟。而这位护理员却违背了操作要求，在诊脉后用语言告知老人测量呼吸，使测量呼吸的结果有可能不准确。

四、血压的监（检）测及照护

1．正常血压及生理变化

（1）正常血压。以肱动脉血压为标准，成人安静时收缩压为90 ~ 140毫米汞柱，舒张压力为60 ~ 90毫米汞柱，脉压：（收缩压与舒张压之差）为30 ~ 40毫米汞柱。

（2）血压的生理变化

1）昼夜时间和睡眠的影响。一般傍晚高于清晨，休息和睡眠不佳时血压稍增高。

2）环境的影响。寒冷环境中，血压可增高；高热环境中血压可以下降。

3）在精神紧张、兴奋、运动时收缩压可增高，舒张压无明显变化。

2．血压的测量方法

（1）准备：听诊器、血压计，如图4—9所示。

（2）检查血压计。打开血压计→取出袖带并用左手将其按在桌面上→打开水银槽开关→右手打开气门充气（如汞柱不动或有裂隙，表示血压计漏气或汞量不足）→放气→将血压计向右倾斜45°角使水银彻底流入水银槽→关好水银槽开关→将袖带内余气排净并放回→整理血压计。

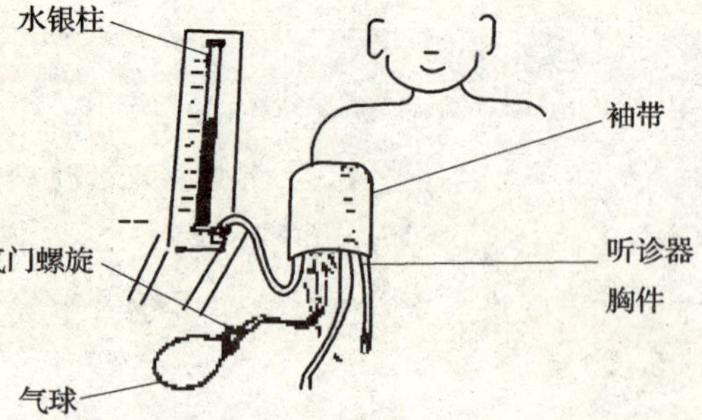

图 4—9　听诊器、血压计

（3）向老人解释→帮助老人取坐位或仰卧位→将一侧衣袖卷至肩部（袖口不可太紧以免影响血流，必要时可脱掉衣袖）→叮嘱老人伸直肘部、手掌向上。

（4）放平血压计→驱尽袖带内空气→平整地将袖带缠于上臂中部（松紧以能放入一手指为宜；袖带下缘距肘窝上 2 ~ 3 厘米）→将袖带末端整齐地塞入里圈内→打开水银槽开关，如图 4—10 所示。

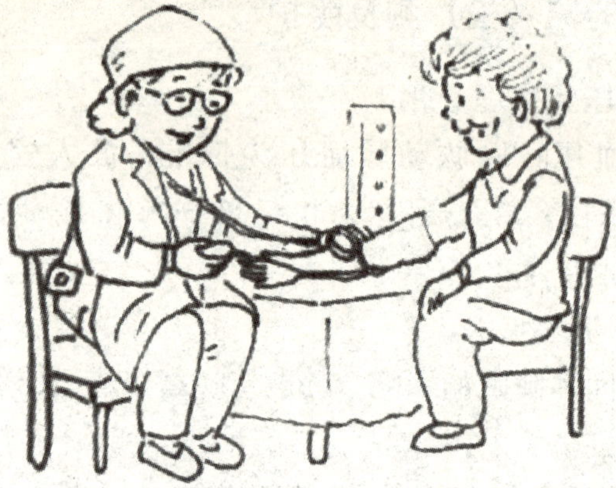

图 4—10　血压测量方法

（5）护理员戴好听诊器→在老人肘窝内侧处用手摸到肱动脉搏动点→将听诊器头端紧贴肘窝肱动脉处，并轻轻加压固定→右手关闭气门上螺旋帽→右手握住输气球向袖带内打气至肱动脉搏动音消失，再升高 20 毫米汞柱→慢慢放开气门（使汞柱慢慢下降）→从听诊器中听到第一声搏动，即汞柱所指刻度为收缩压→搏动声继续存在并增大→当搏动声突然减弱或消失汞柱所指刻度即为舒张压。

（6）排尽袖带内余气→解开袖带→整理并放入盒内→将血压计向右

倾斜 45° →关闭水银槽开关。

（7）记录测量数值（记录方法：收缩压 / 舒张压　　毫米汞柱）。

提　示

测量血压的注意事项

☆须在老人安静状态下测量，如有剧烈运动、情绪变化等应休息15～30分钟再测量。

☆测量上肢时手臂位置应与右心房同一水平，坐位时，肱动脉平第四肋软骨，卧位时平腋中线。血压计“0”点应与肱动脉在同一水平线。

☆为保证测量的准确性和可比性，应做到“四定”：定时间、定部位、定体位、定血压计。

☆为偏瘫、一侧肢体外伤或手术的老人测血压应选择健侧肢体。

☆袖带过松测得血压值偏高，袖带过紧测得血压值偏低。

☆测量血压的搏动音听不清时，应重复测量。其步骤为：先将袖带内气体驱尽，使汞柱降至“0”点，稍等片刻再行第二次测量，一般连测2～3次，取其最低值。

3．血压异常

（1）高血压。收缩压达到160毫米汞柱或以上，和（或）舒张压在90毫米汞柱或以上称为高血压。见于动脉硬化、肾脏疾病、颅内压增高。

（2）低血压。收缩压低于90毫米汞柱，舒张压低于60毫米汞柱。常见于大量失血、休克、急性心力衰竭等。

4．血压异常老人的照护方法

（1）护理员应保持神态镇静，与老人的基础血压值对照后，给其合理的解释和劝慰。密切观察其他症状，及时与医生联系并协助处理。

（2）如果发现老人血压较高时应让其卧床休息，并按医嘱给予降压药物。

（3）如果老人血压过低时，应迅速安置老人呈仰卧位，并做应急处理。

第三节　预防交叉感染

为了防止疾病的发生和传播，保护易感染人群（老人）和自身避免受到传染，增进老人和他人健康，在养老护理工作中应特别注意预防交叉感染。

一、一般消毒方法

1. 双手的清洁与消毒

在外出归来后、饭前、便后用肥皂水或洗手液将双手各个部位充分清洗，并在流动水下冲洗干净。

（1）洗手法（见图 4—11）

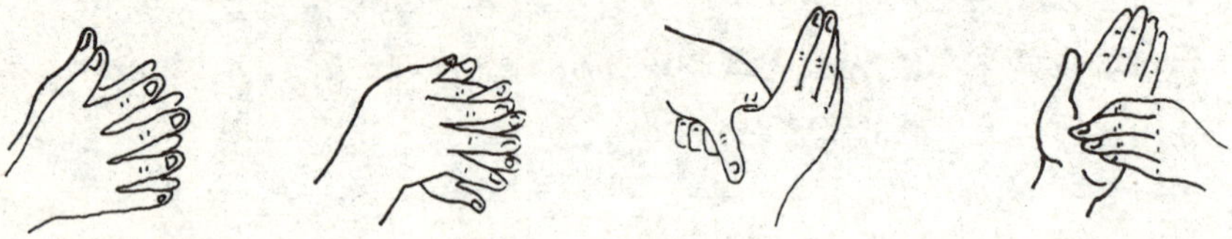

图 4—11　洗手方法

1）将衣袖卷起离腕关节 10 厘米以上，取下手表。

2）湿润双手蘸取肥皂水，双掌心对搓数次，然后掌心对手背、十指交叉分别对搓双手。

3）用流动水冲净双手，用干毛巾擦干双手。

提　示

双手需要搓洗 10 ～ 15 秒；范围是双手、手腕及腕上 10 厘米。

（2）刷手法

1）用手刷蘸取肥皂水分别刷洗前臂、手腕、手掌、手背、指缝、指甲等处，并用流动水冲净、擦干。

2）刷洗的范围要超过被污染的部分，每只手刷洗半分钟后，再重复刷洗一次，刷手时间共计 2 分钟。

提　示

☆不要用公用的脸盆洗手或刷手。

☆身体不要靠近洗手池，以免污水溅到工作服上。

☆手刷要每天消毒一次，肥皂液要每天进行更换，手刷用后及时放在盛有消毒液的治疗碗内，以防效力降低。

（3）消毒液擦手法

1）75% 乙醇擦手。洗手后将手擦干，再用 75% 乙醇涂擦双手，晾干。

2）碘伏擦手。洗手后将手擦干，再用碘伏擦手，晾至碘色消失。

（4）消毒液泡手法。洗手并将手擦干后，双手完全浸入消毒液盆内的液面下，并在消毒液中互相搓擦双手 2 分钟。

2．口罩的使用

戴口罩不但可以保护抵抗力较低的老人，也可以保护护理员。

（1）戴前和摘下口罩前先要洗干净双手，口罩要罩住口鼻。

（2）口罩用后立即取下，不能戴在胸前。

（3）口罩每天用肥皂清洗，并在通风处晾晒。

（4）当口罩潮湿或照护了有传染病的老人后，应立即更换消毒。

（5）如果使用一次性口罩，不得超过 4 小时。

3．空气消毒

（1）通风法。开窗通风，时间 30 分钟。房间通风可净化室内空气、消除室内异味，但对空气没有消毒作用。

提　示

通风时避免过堂风，并注意老人的保暖。

（2）消毒剂喷雾法

1）3% 过氧化氢喷雾。用量为每立方米空间 20 ~ 40 毫升喷雾，关闭门窗 60 分钟后再通风。

2）0.5% 过氧乙酸（1 份过氧乙酸 +30 份水）喷雾。用量为每立方米空间 20 ~ 30 毫升喷雾，关闭门窗 30 分钟后再通风。

（3）消毒剂熏蒸法

1）乳酸熏蒸。用量为每立方米空间用 0.12 毫升乳酸 + 等量的水加热熏蒸，关闭门窗 30 ~ 120 分钟后再通风。

2）37% ~ 40% 甲醛熏蒸。用量为每立方米空间用 2 ~ 10 毫升 37% ~ 40% 甲醛 +4 ~ 20 毫升水加热熏蒸，关闭门窗 6 ~ 12 小时后再通风。

3）过氧乙酸熏蒸。用量为每立方米空间用 8 毫升 2% 过氧乙酸加热熏蒸，关闭门窗 30 ~ 120 分钟后再通风。

4）食醋熏蒸。用量为每立方米空间用 5 ~ 10 毫升食醋 + 食醋 1 ~ 2 倍量的热水，倒入搪瓷碗中置于电炉或燃气灶上加热熏蒸，直至液体完全蒸发，关闭门窗 30 ~ 120 分钟后再通风。

二、家庭用具的消毒

1．食具的消毒

（1）煮沸消毒法

1）搪瓷、不锈钢等餐具的消毒

① 用洗涤剂清洗或刷洗物品→去掉油渍和污渍→再用清水彻底洗净。

② 煮锅中盛放凉水→将物品完全浸没在水中→盖紧锅盖→加热→水沸后计时 15 ~ 20 分钟。

③ 关闭热源→将物品取出→放在清洁的容器中。

④ 煮沸过程中再加其他物品时，要等待第二次水沸后重新计算时间。

提　示

煮沸消毒时的注意事项

☆带盖的物品要打开盖，如饭盒盖。

☆带轴节的物品要打开轴，如剪子。

☆等大的碗或容器要分开，不可叠放在一起。

2）玻璃（水杯）类消毒。用洗涤剂清洗或刷洗物品后，用纱布包好，消毒方法同上。玻璃类物品一定在冷水或温水中放入，以防炸裂。

案例与点评

某女性老人，78岁，喜欢广交朋友，平日里非常注重个人卫生及身体保健，每当家中串门的朋友走后总是将他们用过的玻璃水杯反复刷洗。一次她想起，水杯可放入水中进行煮沸，这样水杯就被彻底消毒了。于是老人随即点燃火源、放上水盆并倒入暖瓶中的热水，不曾想刚把朋友用过的水杯放入盆内水中，就见水杯相继出现响声、裂痕、破碎，老人的心情糟糕透了。

【点评】家庭中的饭碗、水杯等物品，应用煮沸法消毒既简单、方便又实用。当对水杯等玻璃类的日常生活用品进行煮沸消毒时，应从冷水中放入；如果在热水中放入，会使玻璃遇到突然的水温升高而发生热膨胀最终导致爆裂。

3）橡胶类物品消毒。用洗涤剂清洗或刷洗物品后，用纱布包好，消毒方法同上。注意橡胶类物品一定在水沸后放入，以防损坏物品。

（2）微波炉消毒法

1）特点：消毒时间短、方便、简单、快捷。

2）适用范围：食品、食具、药杯、耐高温的非金属物品等。

3）方法

①将需要消毒的物品盛放在非金属材料的容器内→接通电源。

②打开炉门→稳妥放置物品→关闭炉门→调节定时器开关到相应时间（一般只需数分钟，如消毒牛奶在72℃时，15秒即可达到消毒效果）。

提　示

使用微波炉的注意事项

☆磁性物品不能用此方法消毒，以防降低消毒效果。

☆食具用后必须先清洗干净再进行消毒。

☆微波炉内无物品或食品时，不可通电空烧。

☆食品或食具消毒时，其大小、厚度要均匀。

☆盛放物品的容器必须是非金属材料，以防损坏微波炉。

2．毛巾、墩布（抹布）、衣服、被单、床单、枕套等布类的消毒

（1）日光曝晒法

1）用肥皂水清洗物品→彻底漂洗→拧干。

2）将物品放在阳光下直接曝晒 6 ~ 8 小时→每隔 2 小时翻动物品一次→让物品的各个面直接被阳光照射。

3）清扫物品表面→将物品放回原处［把毛巾、拖把（抹布）放在通风干燥处备用］。

（2）煮沸消毒法。方法同上。

3．床垫、褥子、毛毯、棉被、枕头的消毒

（1）将物品放在阳光下直接曝晒 6 ~ 8 小时→每隔 2 小时翻动物品一次→物品的各个面直接被阳光照射。

（2）清扫物品表面→将物品放回原处。

4．盆具、痰杯、便器的消毒

此类物品可采用煮沸或浸泡消毒法。

（1）煮沸消毒法。盆具多采用煮沸消毒法。

1）先用肥皂或去污粉清除污垢→用流动水冲净→盆具中盛满清水约 2/3 满。

2）打开火源→水沸后持续煮沸 5 ~ 15 分钟→关闭火源。

3）用毛巾包绕自己的双手将盆具端离火源→倒掉盆中水后→将盆具放在固定位置备用。

（2）浸泡消毒法。痰盂盆、便器、便池多采用浸泡消毒法。

1）倒掉容器内的污物→用清水冲净。

2）用去污粉或稀盐酸刷洗容器内面→用清水再次冲净。

3）容器内倒入 0.5% 漂白粉澄清液（或 500 毫克 / 升健之素，相当于 1 000 毫升水加 2 片健之素）→将容器完全浸没在消毒液中→记录时间 30 分钟。

4）倒掉消毒液→用清水冲洗→晾干。

提　示

☆便器最好专人使用，每次用后要及时刷洗，然后再用开水烫洗、晾干、备用。

☆消毒时须将痰盂盆、便器的盖子打开。

5．床铺、睡床、桌椅、地面等物品的消毒

（1）湿式清扫法。床铺的消毒常采用此法。

将床刷套上浸有消毒液的布套，使布套呈潮湿状→自床头轻扫到床尾→布套集中消毒→整理物品→开窗通风。

提　示

一床铺使用一布套，如果需要清扫另外一张床铺，应及时更换布套。

（2）擦拭消毒法。睡床、桌面、浴盆、墙壁等常采用此法。

1）水盆内倒入适量的消毒液（250 毫克 / 升健之素，相当于 1 000 毫升水加 1 片健之素）→戴手套→用抹布蘸取消毒液→拧干（以不滴水为宜）。

2）擦拭床桌椅各部位→更换抹布→倒掉脏水→清洗水盆和抹布→晾干物品→开窗通风。

（3）地面先用蘸水的笤帚清扫地面的污物→再用墩布蘸消毒液擦拭地面→用清水将墩布充分涮洗→再次擦拭地面→晾晒墩布。

提　示

☆消毒液的浓度要符合要求（或按说明书使用）。

☆注意保护皮肤，避免受刺激（擦拭时应戴好手套）。

☆地面不可过湿，以防滑倒。

☆地面有血迹、粪便、体液等污物时，应先用消毒液处理后再清洁。

6．排泄物的消毒

排泄物包括身体的大小便、分泌物、痰液、呕吐物等，患病老人的排泄物消毒方法有：

（1）健之素消毒。1 000 毫升水加 4 片健之素→倒入排泄物中→在密闭容器内充分搅拌→放置消毒 120 分钟→弃如厕所。

（2）漂白粉消毒。按比例将漂白粉倒入排泄物中（排泄物与漂白粉的比例为 4:1）→在密闭容器内充分搅拌→放置消毒 120 分钟→弃如厕所。

（3）焚烧。主要用于痰液的消毒。将卫生纸叠成方块→递给老人→让老人将痰液直接吐在纸上→将脏纸投放塑料袋中→集中后焚烧。焚烧时要注意远离火源，防止发生火灾。

三、常用化学消毒剂

1．乙醇（常用名酒精）

70% ~ 75% 的乙醇用作皮肤的一般消毒；95% 的乙醇可作燃烧火焰灭菌用（一般手头没有其他消毒方法的紧急情况下才用 95% 的乙醇）。

（1）对乙醇过敏者禁用；皮肤有溃疡时也不能使用。

（2）乙醇具有挥发性及易燃性，应加盖封紧保存于阴凉通风处并远离火源。

（3）定期检测浓度。

2．2.5% 碘酊（常用名碘酒）

一般用于皮肤消毒，待 20 秒稍干后，再用 75% 乙醇脱碘两遍。

（1）碘酊要密闭于瓶中存放。

（2）对碘过敏者禁用。

3．碘伏

可作皮肤及餐具、玻璃类物品的消毒。碘伏消毒皮肤后不必再用乙醇脱碘。

4．漂白粉

（1）常用浓度及用途

1）1% ~ 3% 澄清液用于喷洒或擦拭浴室及厕所。

2）0.5% 澄清液用于浸泡茶具、痰盂、便盆、污衣、便池等。

3）干粉用于粪便消毒。粉：便的比例是稀便为 1:5，干便为 2:5，搅拌后放置 2 小时，再倒入化粪池。

（2）漂白粉溶液的配制方法

1）取 25% 的漂白粉 10 克，加水少许搅拌成糊状，然后加水至 100 毫升，即成 10% 的乳剂。

2）放在暗处 24 小时，加盖，沉淀后轻轻倒出澄清液 10 毫升，加水至 100 毫升，即成为 1% 的澄清液。

提　示

☆漂白粉杀菌力强但不持久，久放容易失效，应加盖并封紧放在阴凉处保存。

☆有腐蚀及褪色作用。

四、传染病的隔离与消毒

传染病又称感染性疾病，是由各种病原微生物，如细菌、病毒、立克次体及螺旋体等感染人体后所引起的一组具有传染性的疾病。

1．传染病的传播与隔离

（1）传染病的传播途径（环节）。如下：

传染源（人、动物）→传播途径→易感人群

↓

（呼吸道、消化道、直接或间接接触、昆虫、其他）

（2）传染病的隔离。隔离是指把患传染病的老人或带有传染性病菌的老人在传染期间，安置在指定的房间，与其他健康人分开，暂时不与健康的人员接触，并对老人的血液、体液、分泌物、排泄物、用物集中消毒处理。

隔离的目的是控制传染源、切断传播途径、保护易感人群。即防止病原微生物直接和间接传播，达到阻止传染病蔓延的目的。

2．预防传染病传播

（1）呼吸道传染性疾病的预防。呼吸道传染性疾病多是通过飞沫、空气、尘埃进入人体呼吸道而发生的。

1）养成良好的生活习惯。不随地吐痰；打喷嚏、咳嗽、清洁鼻子后洗手；外出归来后认真洗手、漱口；洗手后用个人专用的毛巾或纸巾擦干；戒除吸烟不良嗜好。

2）保持室内空气清新。经常开窗通风换气，无论何季节都要每天早、中、晚各通风1次，每次30分钟。经常清洗空调隔尘网，以保持空调设备的良好性能。

3）多做户外活动。经常到户外选择适合自己身体状况的活动，以呼吸新鲜空气，增强体质。但在呼吸道疾病传染流行时期，不要到人群密集的公共场所；若必须外出时，应当戴好口罩。如图 4—12 所示。

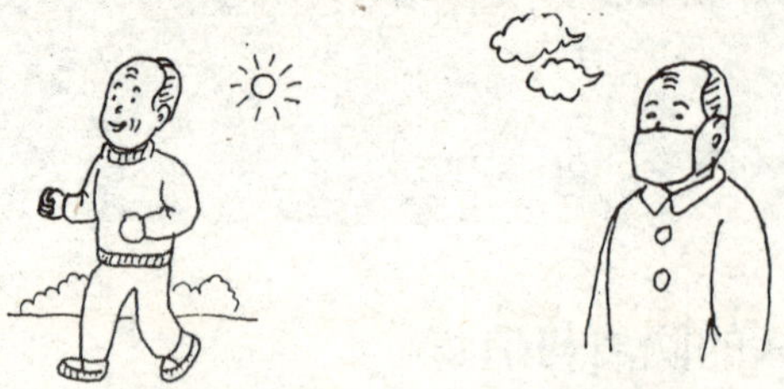

a) 户外运动　　b) 戴口罩

图 4—12　户外活动

4）注射疫苗。如果老人的抵抗力较低，经常患流行性感冒等呼吸系统疾病时，可在秋季为老人注射相应的疫苗，以预防传染病的发生。

5）防止误吸。护理老人吃饭、喝水时，速度不可过快，以防呛咳、误吸导致吸入性肺炎的发生。

6）勤翻身、勤叩背。为长期卧床的老人勤翻身，每次翻身后都要叩背，以促进痰液的排出。

（2）胃肠道传染性疾病的预防

一般都是由于饮食不当或食物不洁引起的，如急性胃肠炎、细菌性痢疾、病毒性肝炎等。

1）制作食品前要剪指甲，饭前、便后认真用流动水及肥皂洗手。

2）不买腐烂变质的食品；生吃瓜果要用消毒液及清水洗净。

3）保存食物的环境要清洁，温度要适宜。保存的生、熟食品要分开放置；保存的时间要合理，不可过长，以防发生食物过期变质。

4）厨房要清洁卫生。制作食品的用具要清洁、经常消毒；夹取生、熟食品的食具要分开放置；制作生、熟食品的厨房用具也要分开，如切生、熟食品的刀、菜板要专用。厨房不可有蚊蝇、蟑螂、蚂蚁等害虫。

5）凡是直接进口的食品，不要用手直接拿取，要用食具夹取。

6）用餐要实行分餐制，做到每人一份菜和汤，或在饭桌上使用公勺、公筷。

7）如果发现老人出现呕吐、腹泻或眼巩膜发黄、尿黄等情况，要及时到医院诊治。若确诊为胃肠道传染病后，要及时采取消毒隔离措施。

具体措施包括：

① 老人的食具、用具要专用并定期消毒。

② 老人的呕吐物、排泄物等要用漂白粉搅拌消毒。

（3）皮肤传染性疾病的预防。老人的皮肤萎缩、干燥、皱褶较多，抵抗力较低，容易发生损伤而感染其他疾病。

1）加强皮肤的日常保养

① 避免皮肤经常受风吹和阳光曝晒。

② 保持皮肤清洁卫生，要勤洗澡、剪指（趾）甲，注意皱褶处的清洁。

③ 洗澡时不要用碱性肥皂，水温不要过高，每周次数不要过勤，每次时间不宜过长。洗浴后可用润肤液涂抹身体，以防皮肤的干燥、瘙痒。

2）加强营养，合理饮食，适量饮水，确保每天的摄入量。

3）保持老人床上用物的清洁、平整、干燥、舒适并经常在阳光下晾晒。

4）老人的内衣选择棉织品并经常清洗更换。

5）对长期卧床的老人，应做到勤翻身、勤擦洗，勤观察、勤更换用品，以防发生压疮。

3．终末消毒

终末消毒是指在患传染病的老人解除隔离后，对老人及所使用的物品、居住的房间等进行消毒处理的方法。其消毒方法遵循先消毒、再清洁、最后再消毒的原则。

（1）对老人的终末消毒方法

1）当老人解除隔离后，应洗澡、换衣裤，离开原房间或移至另一清洁床。

2）如果被隔离的老人死亡时，应作尸体料理。用浸有消毒液的棉花塞进老人的口、鼻、耳、阴道、肛门等孔道，用消毒的尸体单包裹尸体，送至太平间，再对老人住过的房间进行空气消毒。

（2）对老人床单和用物的消毒方法

1）老人用过的被服、衣裤、床上布类物品，进行煮沸消毒处理。如果是住院老人则由医院将物品卷好后标明“隔离”字样送洗衣房统一消毒处理，消毒处理后的物品再交给老人的家属，带回家。

2）将棉被、褥子抖开，床垫、枕芯竖起，在阳光下直接曝晒 6 小时。

在医院还需将抽屉和柜门打开，用紫外线灯照射消毒（紫外线消毒方法另述），消毒后打开门窗通风。

3）体温计清洗擦干后，放在75%的乙醇中浸泡30分钟。肝炎老人用过的体温计、餐具、药杯、脸盆、便盆浸泡在1%的漂白粉澄清液或0.2% ~ 0.5%的过氧乙酸溶液中30分钟。

（3）对居室的终末消毒方法

1）老人离开房间后，要打开窗户通风（在医院需通风后再用紫外线照射消毒）。

2）室内家具、墙壁、地面用消毒液擦拭。

4．常用隔离技术

主要适用于护理患传染病老人时的隔离与消毒。

（1）手的消毒。护理老人后，要认真消毒双手。消毒方法见本节。

（2）戴工作帽

1）护理老人前将帽子戴好，最好戴圆帽。要求把头发全部遮盖，尤其是额头前不留头发。

2）护理老人后及时摘下帽子，并进行消毒。

（3）戴口罩

1）护理老人前须先洗手，再戴上口罩，口罩要将口鼻全部遮盖住。注意口罩不能戴在胸前。

2）每次护理老人后须先洗手，再摘下口罩，然后对口罩进行消毒或更换。

（4）穿脱隔离衣

1）穿隔离衣的方法，如图4—13所示。

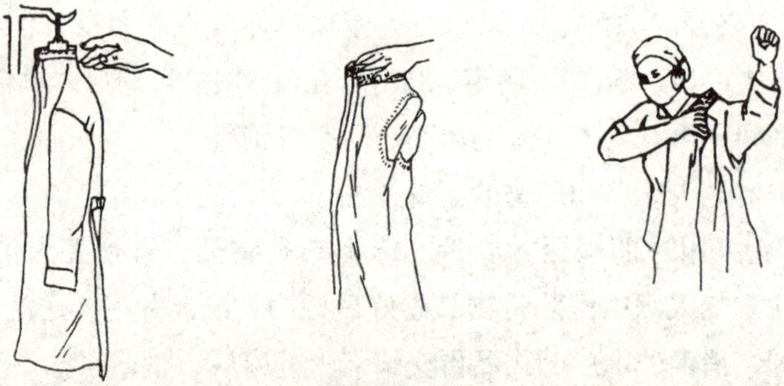

①隔离衣吊挂法　②取隔离衣法　③穿上一袖

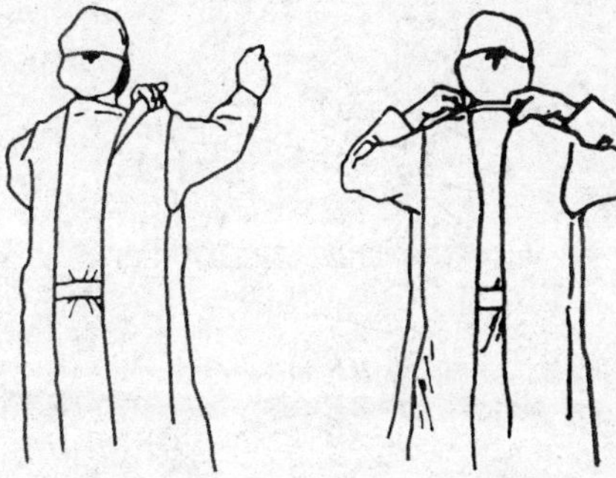

④穿上另一袖　　⑤系领扣

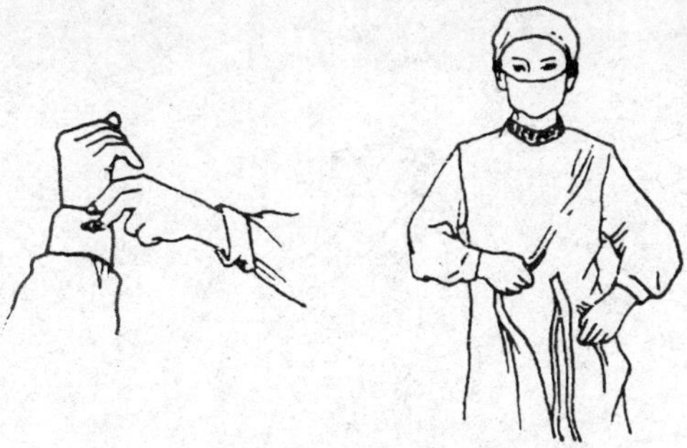

⑥系袖扣　　⑦将一侧衣边捏到前面来

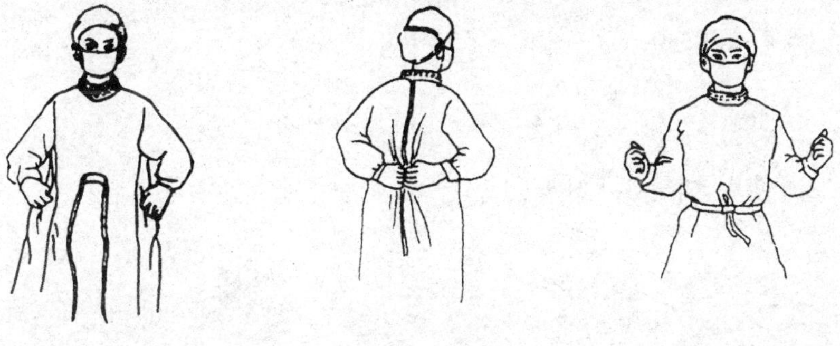

⑧将另一侧衣边捏到前面来　　⑨将两侧衣边对齐　　⑩扎起腰带在前面打结

图 4—13　穿隔离衣的方法

2）脱隔离衣的方法，如图 4—14 所示。

（5）避污纸的使用

1）目的：保持双手或用物不被污染，并省略消毒手续。

2）适用：用清洁的手拿取污染物品，开关电门、门窗等，或用已污染的手拿取清洁物品及作简单的操作时使用避污纸。

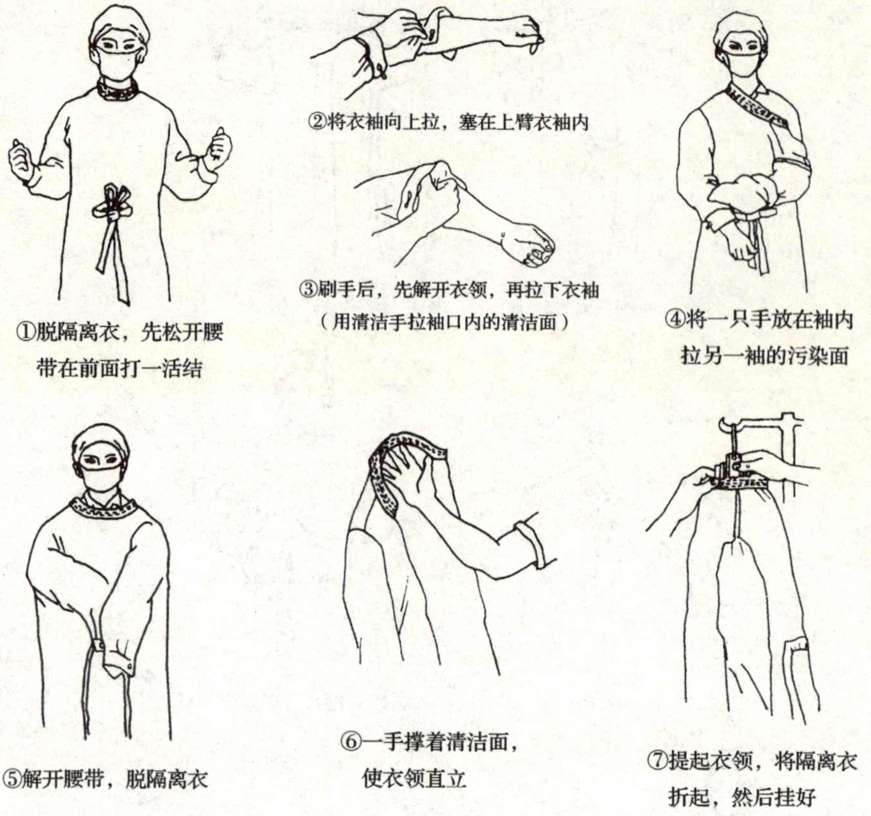

图 4—14　脱隔离衣的方法

3）使用方法（见图 4—15）

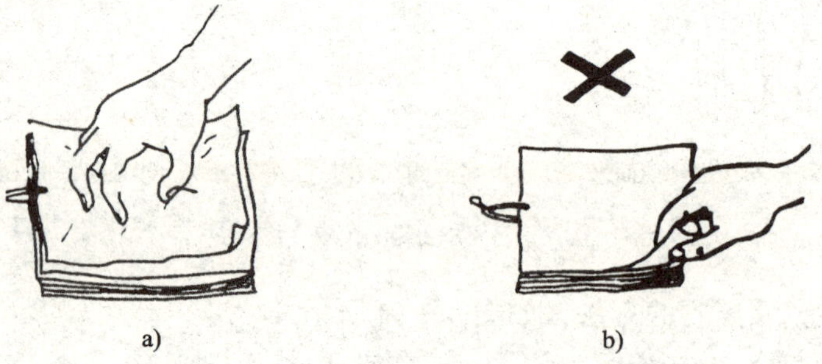

图 4—15　避污纸的使用

① 抓起避污纸页面的中央→包裹物品（开关、门把、窗户等）。

② 用后的避污纸弃在污物桶内→污物桶内的避污纸定时焚烧。

提示

☆不可掀起避污纸撕取页面。

☆带有细菌而又无保留价值的纸张、特殊敷料要焚烧。

五、紫外线消毒

紫外线灯是低压汞的石英灯，将水银装入石英玻璃管内，通电后，水银气化即放出紫外线。紫外线杀菌与波长有密切关系，波长在 2 500 ~ 2 650 纳米杀菌能力最强，一般多以 2 537 纳米为杀菌波长的代表（是细菌对紫外线吸收最快的波长）。国产紫外线灯管有 15 瓦、20 瓦、30 瓦三种，其波长均为 2 537 纳米，多用于医院或养老机构的空气和物体表面消毒。

1．空气消毒

（1）有效距离不超过 2 米，时间为 30 ~ 60 分钟。

（2）从灯亮 5 ~ 7 分钟后开始计时（因为灯管需要预热，使空气的氧电离产生臭氧，需一定的时间）。

2．物品消毒

在 25 ~ 60 厘米距离下，照射时间 20 ~ 30 分钟。

提示

使用紫外线灯管进行消毒的注意事项

☆注意眼睛及皮肤的保护。卧床的老人要戴黑眼镜或用纱布遮盖，叮嘱老人不要直视紫外线光源；身体用被单遮盖，以免引起眼炎及皮肤红斑。

☆被消毒的物品不可有任何遮蔽。紫外线的穿透性差，所以被消毒的物品应摊开或挂起，并经常翻动，使之在直光下照射。

☆照射前先做房间的清洁工作。紫外线易被灰尘微粒吸收，因此消毒时应停止人员走动，以减少尘土飞扬。

☆保持紫外线光源表面的清洁。一般每两周用酒精棉球擦拭灯管一次；如果发现灯管表面有灰尘、油污时，应随时擦拭。

☆经常监测紫外线灯管的消毒效果和使用寿命。每次使用必须做好记录，当灯管使用时间超过 1 000 小时时应更换。

第四节　冷与热治疗时的照护

一、热的应用

热疗是指皮肤直接或间接地接触温度较高的物质，使身体组织的温度增加，使老人感到舒适或起到治疗作用的方法。

1．热疗目的

（1）促进皮肤浅表炎症消散和局限。在炎症早期用热疗，可促进炎性渗出物的吸收和消散；炎症后期用热，可使炎症局限。

（2）缓解疼痛。热疗可解除因局部肌肉痉挛、强直而引起的疼痛，如腰肌劳损、扭伤等。

（3）保暖。热疗可促进血液循环，使老人感到温暖舒适，从而解除寒冷的感觉。

提　示

下列情况禁止使用热疗

☆在急性腹部疼痛或不适没有明确诊断前。防止掩盖病情，贻误诊断及治疗。

☆面部口、鼻、耳和周围组织感染或牙痛时。热疗可使该处血流量增多，导致细菌及毒素进入颅内，引起感染和败血症。

☆身体有出血或出血性疾病时。以防增加血流量，加重出血病情。

☆软组织损伤或扭伤后 24 ～ 48 小时内。防止用热疗后促进血液循环，加重皮下出血、肿胀及疼痛。

2．热疗时的照护

（1）热水袋的使用与照护方法（见图 4—16）

1）向老人解释，征得老人同意。

2）检查热水袋有无漏水。

3）调节水温在 50℃左右（可用手腕内侧测试温度，感觉较热但不烫手为合适）。

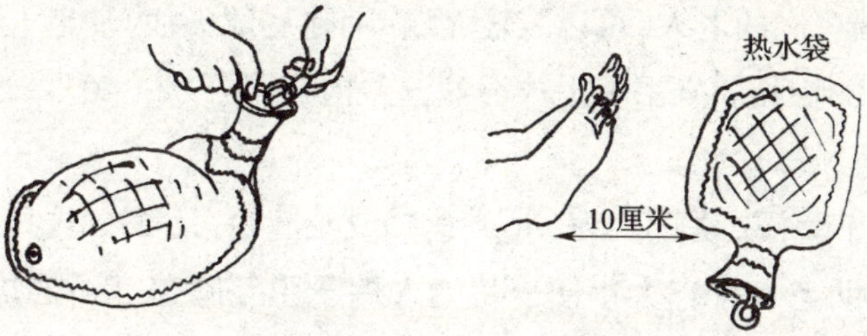

图 4—16　热水袋灌水法及放置位置

4）灌入热水袋内的热水 2/3 满并排尽袋内空气→拧紧塞子。

5）再次检查是否漏水→把热水袋装入布套或用毛巾包裹→放在老人所需要的部位。

6）热水袋使用后将水倒净→倒挂晾干后，袋内吹气旋紧塞子→存放在阴凉处→整理用物→记录。

提　示

防止老人被烫伤

☆意识有障碍、身体有麻痹的老人使用热水袋时，应将热水袋放在两层毛毯之间或放在离身体 10 厘米远处。

☆注意观察热水袋的温度及放置的位置是否妥当。

☆长期使用热水袋者应每 4 小时更换热水，防止水凉。

案例与点评

某女性老人，77 岁，一侧肢体麻痹，体质虚弱，容易怕冷，一遇天气变凉便喜欢在自己入睡时将热水袋灌入开水并放在被子中接触足底取暖。

【点评】老人这样使用热水袋非常不安全也非常危险。随着衰老的发展，老人的感觉功能会变得迟钝，如果热水袋中的水温过高，又直接接触皮肤，很容易烫伤老人的皮肤，给老人带来新的痛苦。所以，当老人使用热水袋时其水温应比正常成人稍低，不可超过 50℃；也不可直接接触皮肤，应在热水袋的外面包裹毛巾后放在距离足部 10 厘米处。

（2）热水坐浴的使用与照护方法。热水坐浴主要用于患痔疮、肛裂等肛门周围有病的老人，可以减轻疼痛、消除局部炎症，使老人感觉舒适。

1）准备物品。坐浴椅上放浴盆，盆内盛温开水（40 ~ 45℃）或放药液 1/2 满。

2）调节室温，关闭门窗，适当遮挡或拉起窗帘，最好选择在卫生间。

3）协助老人排空大小便→将老人裤子脱至膝盖部→搀扶老人平稳地坐在坐浴盆内→叮嘱老人双手放在身边的扶托物上，如图 4—17 所示。

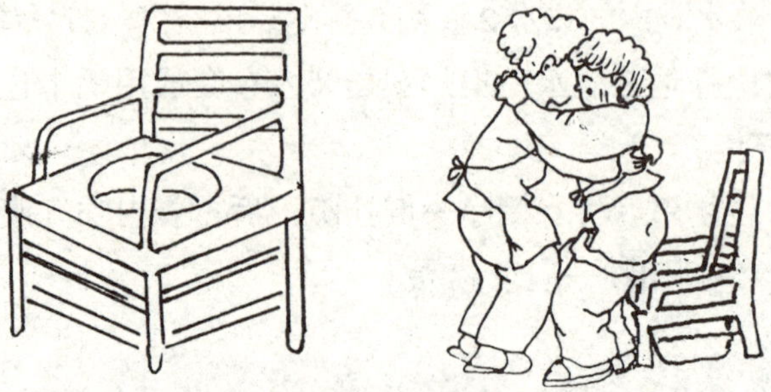

图 4—17　坐浴椅的使用

4）坐浴时间 15 ~ 20 分钟。

5）坐浴后擦干臀部→穿好裤子→整理用物。

提　示

☆坐浴中要随时观察老人的面色，如果老人有心慌、乏力、头晕等不适，应停止坐浴并扶老人回床上休息。

☆注意维持水温，水温不足要及时添加热水，加热水时协助老人抬高臀部，防止烫伤发生。

二、冷的应用

冷疗是指皮肤接触温度较低的物质，使局部组织的温度降低，起到治疗的作用。

1. 冷疗目的

（1）减轻局部充血或出血。足部及肢体其他部位的软组织损伤的早期（24 ~ 48 小时内）；可防止皮下出血和肿胀；鼻出血时使用冷疗可起到减轻出血或止血的效果。

（2）减轻疼痛。牙痛和局部烫伤时使用冷疗可使血管收缩、降低神经末梢的敏感度，起到止痛作用。

（3）降低体温。高热及中暑时使用冷疗，可将体内的热量通过传导发散，从而降低体温。脑外伤、脑缺氧的老人，利用局部或全身降温，可以减少脑组织需氧量，有利于脑细胞功能的恢复。

提　示

下列情况禁止使用冷疗

☆局部血液循环不良，皮肤颜色青紫。

☆长久不愈合的伤口。

☆枕后、耳郭、阴囊、前胸部、腹部、足底等部位。

2．冷疗时的照护

（1）冰袋、冰囊的使用与照护方法。冰袋、冰囊（见图 4—18）主要用于降低体温、局部止血、止痛。

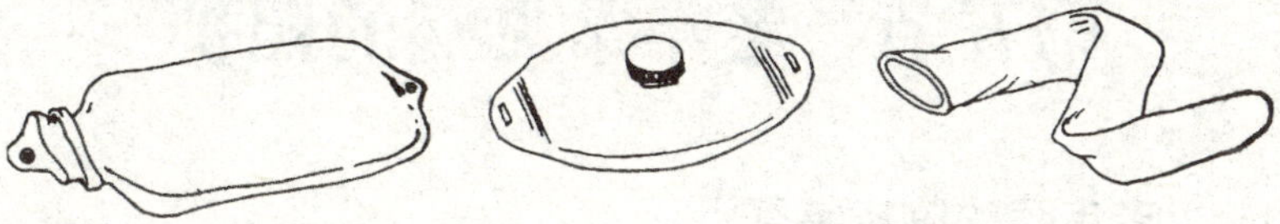

图 4—18　冷疗用品

1）检查冰袋、冰囊有无破损。

2）向老人解释，征得老人同意。

3）用凉水将冰块的棱角冲去→冰袋内装冰块 1/2 ~ 2/3 满→再装入少量冷水。

4）排尽袋内空气→扎紧袋口并放入布套内（或外包毛巾）→放在老人所需部位，如图 4—19 所示。

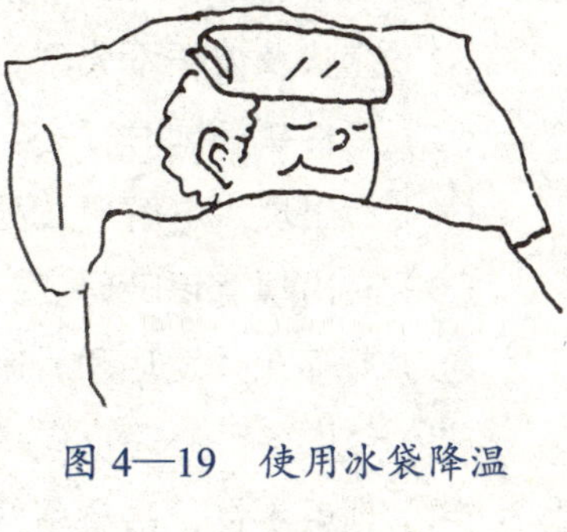

图 4—19　使用冰袋降温

提　示

☆可用橡胶手套或塑料袋等装入小冰块后用毛巾包好替代专用的冰袋、冰囊。

☆高热降温时，将冰袋或冰囊放置在老人的前额部、头顶或颈部、腋下、腹股沟等处。

☆用于局部止血、止痛时将冰袋放在受伤的部位。

☆冰袋或冰囊一般使用时间不超过 30 分钟。

☆冰袋（冰囊）的处理方法同热水袋。

（2）冷湿敷的使用与照护方法。冷湿敷多用于牙痛、鼻出血、局部扭伤和降温的情况。

1）向老人解释，征得老人同意。

2）将小毛巾用冷水（或冰水）浸湿→拿出拧至半干（不滴水为宜）→放在所需的部位。

3）一般 5 分钟更换一次敷布，全程用冷时间 20 ～ 30 分钟。

第五节　老年常见病的照护

一、老年病的临床特征

老年病是指老年人发病率明显增高的疾病。老年病通常有如下临床特征：

（1）起病隐匿，发展缓慢。

（2）症状及体征不典型。

（3）多种疾病同时存在。

（4）易出现水电解质紊乱。

（5）易出现意识障碍。

（6）易存在并发症和后遗症。

（7）伴发各种心理反应。

（8）预后不良，治愈率低，死亡率高。

因此，护理员必须认真工作，仔细观察。

二、患老年抑郁症老人的照护

老年抑郁症是指存在于老年期（≥60岁）这一特定人群的抑郁症，包括原发性抑郁（含青年或成年期发病，老年期复发）和见于老年期的各种继发性抑郁症。

抑郁症是老年人最常见的精神疾病之一，其患病率随老龄化社会的进展日趋上升。抑郁症还会因反复发作，使老人最终丧失劳动能力和日常生活功能，导致精神残疾。

1．老年抑郁症的临床表现

以“三低”症状为主，即心境低落、思维迟缓和行为抑制。具体表现是：

（1）疑病性。老人常从一种不太严重的身体疾病开始，继而出现焦虑、不安、抑郁等情绪，反复前往医院就诊，当自己的要求得不到满足时，则抑郁症状更加严重。疑病内容涉及消化系统症状，其中便秘、胃肠道不适是最常见也是较早出现的症状。

（2）激惹性。表现为焦虑、恐惧，终日担心自己和家庭将遭遇不幸，大祸临头，搓手顿足，坐卧不安，夜晚失眠；或反复追念以往不愉快的事情，责备自己做错了事导致家人和其他人的不幸，对不起亲人；对环境中的一切事物均无兴趣，可出现冲动性自杀行为。

（3）隐匿性。大多数老人以躯体症状为主要表现形式，如睡眠障碍、头疼、疲乏无力、胃肠道不适、食欲下降、体重减轻、便秘、颈背部疼痛、心慌、胸闷等，但出现的症状往往查不出相应的阳性体征，因此极易造成误诊。

（4）迟滞性。表现为行为阻滞，通常以随意运动缺乏和缓慢为特点，如肢体活动减少，面部表情减少，思维迟缓、内容贫乏、言语阻滞。老人大部分时间处于缄默状态，行为迟缓，重则双目凝视、情感淡漠、对外界动向无动于衷。

（5）妄想性。抑郁比较严重时，出现妄想或幻觉，听见有声音在控诉自己的不良行为或谴责自己，并让自己去死。还有的病人认为自己正在被监视、被迫害。这些心理状态与他们的生活环境和对生活的态度有关。

（6）自杀倾向。自杀是抑郁症最危险的临床表现。病人由于情绪低落、悲观厌世，很容易产生自杀念头，而且想法很坚决，部分病人在下定决心自杀之后，还表现出镇定自若，不再有痛苦的表情。所以，护理员应及早发现疾病的症状，协助及早治疗。

2．老年抑郁症的照护措施

（1）加强日常生活照护

1）保证充足的休息和睡眠。老人生活要有规律，鼓励老人白天参加各种娱乐活动和适当的体育锻炼；夜晚入睡前用热水泡脚或沐浴，适量喝热饮料；不看过于兴奋的电视节目，确保创造安静的入睡环境。

2）加强营养。保证饮食营养成分的摄取和食物的清淡。多吃高蛋白、富含维生素的食品，如牛奶、鸡蛋、瘦肉、豆制品、水果、蔬菜等，少吃糖类、淀粉类食物。

（2）用药照护

1）密切观察药物疗效和用药不良反应。主动询问老人用药后的自身感受，及时向医生报告。

2）给老人坚持服药。治疗抑郁症的用药时间较长，有些药物有不良反应，老人往往对治疗信心不足或不愿治疗，表现为拒药、藏药或随意增减药量。此时护理员要耐心说服老人严格遵医嘱服药，不可随意增减药量，更不可因药物不良反应而中途停服。

老年抑郁症非常容易复发，因此特别强调应长期服药。大多数患抑郁症的老人应不间断连续服药 2 年，而对于有数次复发的老人，其服药时间应更长。

（3）严防自杀。自杀意念与自杀行为是老年抑郁症患者最严重、最危险的症状。他们往往事先计划周密，行动隐蔽，甚至伪装病情好转以逃避医务人员或护理员的注意，并不惜采取各种手段，达到自杀的目的。护理员应引起高度重视，并做到：

1）识别自杀动向。护理员应与老人建立良好的人际关系，在与老人的接触中，注意识别其自杀动向，发现老人在近期内有过自我伤害或自杀未遂的行为，或焦虑不安、失眠、沉默少语等，应给予老人心理上的支持，多陪伴老人，多与老人交流，从而使老人振作起来，以避免意外的发生。

2）创造幽雅的环境。老人居住之处应光线明亮、空气流通、整洁舒适，墙壁以明快色彩为主，并挂上壁画，室内摆放适量的鲜花，以利调动老人积极良好的情绪，焕发对生活的热爱。

3）专人守护。对于有强烈自杀意向的老人要专人24小时陪护，不离视线，必要时经向老人或家属解释后予以约束，以防意外发生。尤其夜间、凌晨、午间、节假日等家庭人员较少的情况下，要格外注意防范。

4）工具及药物管理。患病老人的自杀多发生于一刹那间，因此周围环境中凡能成为老人自伤的工具都应管理起来；妥善保管好药物，以免老人一次性大量吞服，造成急性药物中毒。

（4）心理照护

1）阻断负向的思考。抑郁老人常会不自觉地对自己或事情保持负向的看法，护理员应帮助老人回顾自己的优点、长处、取得的成就、对家庭社会所做的贡献等，以增强老人正向的自尊感受和看法。

2）鼓励老人抒发自己的想法。严重抑郁的老人其思维过程缓慢、思维量减少，护理员与老人交谈时应耐心、语速放缓慢，利用非语言的方式表达对老人的关心与支持。

3）寻求积极的应对方式。为老人创造与各种个人或团体进行人际接触的机会，并教会老人亲友识别和鼓励老人的适应性行为，忽视不适应行为。

3．健康指导

（1）走进社会、培养兴趣。鼓励老年人要面对现实，合理安排生活，多与社会保持密切联系，常动脑，不间断学习；参加一定限度的力所能及的劳动；可按照自己的兴趣培养其爱好，如种花、钓鱼、书法、摄影、下棋、集邮等。

（2）鼓励子女与老年人同住。子女在生活上给予老人周到照顾的同时，更要在精神上给予关心，提倡“精神赡养”。和睦、温暖的家庭氛围，有助于预防老年抑郁症的发生。

三、患老年性痴呆症老人的照护

老年性痴呆症是老年人大脑功能失调，以智力衰退和行为、人格改变为特征的一种综合征。引起老年痴呆的原因主要有：脑血管疾病（脑梗塞、脑出血）、重大精神刺激（生活变故、丧失亲人）、心理压力过大等。老年痴呆给老年人带来不幸、给家庭带来痛苦、给社会带来负担，已引起广泛关注。

1．老年性痴呆症的临床表现

（1）记忆障碍。记不清时间、地点、方向、人名，严重时自己不会进行生活照料，如穿衣服、洗脸、刷牙等，有时会“编瞎话”。

（2）判断发生错误。不知道当天的年、月、日，常将别人的东西认为是自己的，看电视时可见屏幕上的人物在说话，但不能理解其故事的内容，有时“所答非所问”。

（3）情感异常。个人原来的习惯发生改变，缺乏学习和思维的能力，情绪不稳定，过度关注自己，容易激动、多疑、嫉妒、固执等，严重者可在他人面前脱光衣服。

（4）意识障碍。表现幻觉、妄想，有时兴奋不已，有时沉默不语，严重者乱吃东西（如粪便、纸片）、不能控制大小便等。

（5）语言障碍。有的不会用语言表达自己的意思，有的能说话但不能理解其语言的含义。

2．老年性痴呆症的照护措施

（1）心理照护

1）多陪伴、关心老人。如图 4—20 所示，鼓励其家人多陪伴老人，带老人定时外出散步，或参加一些学习和力所能及的活动，如打扫房间、浇花、择菜、参与洗衣、唱歌等，活动中让老人感受到家庭的温馨和生活的快乐。

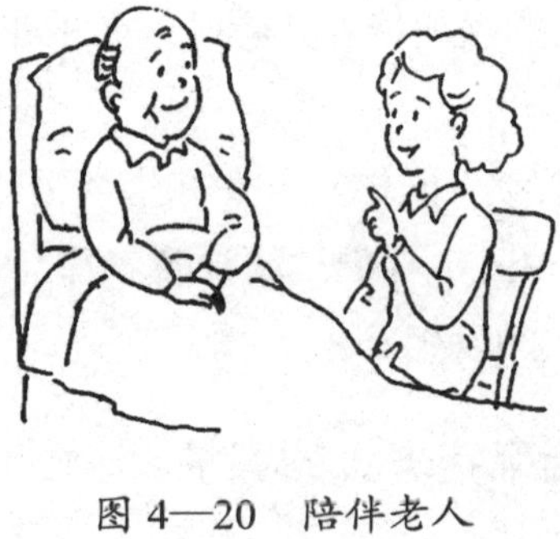

图 4—20　陪伴老人

2）开导老人。多安慰、多支持、多解释老人所参加的活动，家中经常播放一些轻松愉快的音乐以调整情绪、活跃气氛。

3）维护老人的自尊。与老人对话时要专心倾听，回答其询问时语速要缓慢，尽量使用简单、直接、形象的语言。多鼓励、赞赏、肯定老人在自理方面做出的任何努力。

4）不嫌弃老人并有足够的耐心照护老人。说话的态度要温和，照护周到、体贴，不厌其烦地主动关心照护老人。

（2）日常生活的照护

1）穿着的照护

① 将老人的衣服按穿着的先后顺序叠放。

② 避免衣服有太多的纽扣，以拉链取代纽扣，以弹性腰带取代皮带。

③ 选择不用系带的鞋子。

④ 选用宽松的内裤。

⑤ 说服老人接受合适的衣着，不要与之争执，慢慢给予鼓励。

2）进食的照护

① 定时进餐，最好安排与他人一起进餐。

② 如果老人不停地想吃东西，可将用过的餐具放入洗涤盆，以提醒老人在不久前才进餐完毕。

③ 保证足够的营养，做到食物多样化。

④ 进餐前协助老人清洗双手，允许老人用手拿取食物，或给予特别设计的碗筷，以降低老人用餐的困难。

⑤ 认真细致地给老人解释进食的步骤，并作示范，必要时给予喂食。

⑥ 食物要简单、软滑，最好切成小块。

⑦ 进食时，要将固体和液体食物分开，以防老人不加咀嚼就把食物吞下而导致窒息。

⑧ 假牙必须安装正确并每天清洗。

⑨ 保证充足的饮水，安排好喝水时间、喝水次数，并注意水不可过热。

3）睡眠的照护

① 睡觉前协助老人上洗手间，避免半夜醒来。

② 不要让老人在白天睡得过多。

③ 被褥温暖、舒适，适时给予老人轻声安慰，协助入睡。

④ 如果老人误将夜晚以为日间，护理员切勿与之争执，可陪伴老人一段时间后，再劝说入睡。

4）排泄的照护

① 安排老人定时去厕所，以便在失禁前排出大小便。

② 夜间可使用尿布或一次性纸尿裤等。

（3）自我照顾能力的训练。耐心对老人进行生活技能的训练，尽可能创造老人自我照顾的机会，如协助老人反复练习洗漱、穿脱衣服、用餐等行为，适时鼓励并赞扬老人的行为。

（4）对完全不能自理的老人，应有专人照护，并注意翻身和营养的补充，防止压疮的发生等并发症。

（5）用药的照护

1）全程观察服药

① 痴呆老人常忘记吃药或吃错药，或忘记已经服过药，所以护理员在老人服药时必须在旁陪伴，帮助老人将药全部服下。

② 有些痴呆老人常不承认自己有病，或者因幻觉、多疑而认为给予的是毒药，所以他们常常拒绝服药。此时护理员要耐心说服、解释，可将药物研碎拌在饭中吃下；一定要看着老人把药服下，并让其张开嘴，检查是否咽下。

2）对吞咽困难的重症老人，不宜吞服药片，最好将药片研碎后溶于水中再给老人服用；对昏迷老人的药物应将其溶解后由胃管注入。

3）观察不良反应。痴呆老人服药后常不能诉说不适，护理员需要细心观察老人的用药反应，并及时报告医务人员，以调整用药方案。

4）药品管理。将伴有抑郁症、幻觉和自杀倾向的痴呆老人的药物，放到老人拿不到或找不到的地方，以确保用药安全。

（6）智能康复训练

1）记忆训练

① 鼓励老人多回忆过去的生活经历，帮助其认识目前生活中的人和事。

② 鼓励老人参加一些力所能及的社交活动，通过动作、语言、声音、图像等信息刺激，提高记忆力。

③ 对严重记忆障碍者，可通过编写日常生活活动表、作息计划、挂放日历等，帮助记忆。对容易忘记的事情或经常出错的程序，可设立提醒标志，以帮助记忆。

2）智力锻炼。如进行拼图游戏，或将一些图片、实物、单词做归纳和分类，进行由易到难的数字概念和计算能力训练等。

3）理解和表达能力训练。在讲述一件事情后，可适时提问并让老人回答，或让其解释一些词语的含义。

4）社会适应能力的训练。可结合日常生活的常识性问题对老人进行适应能力的训练。

（7）安全的照护

1）提供较为固定的生活环境。尽可能避免搬家。若搬到新居其身旁应有专人陪同，直至老人熟悉新的环境和路途。

2）佩戴标志。老人外出时最好有人陪同，或让老人佩戴写有自己姓名和电话的卡片或手镯，以助于迷路时被人送回。

3）防止意外发生。痴呆老人常可发生跌倒、烫伤、烧伤、误服、自伤或伤人等意外。

① 应将老人的日常生活用品放在其看得见、找得着的、较为明显的地方。

② 减少室内物品位置的变动。

③ 地面要防滑、清洁、干燥。

④ 老人洗澡、喝水的水温不能太高；热水瓶应放在不易碰撞之处，以防烫伤。

⑤ 不要让老人单独承担家务，以免发生煤气中毒，或因缺乏应变能力而导致烧伤、火灾等意外。

⑥ 有毒、有害的物品应放入加锁的储物柜中，以免误服中毒。锐器、利器应放在隐蔽处，以防造成自我伤害或伤及他人。

⑦ 尽量减少老人的单独行动。

3．健康指导

以下措施有利于早期预防老年性痴呆的发生：

（1）积极用脑、劳逸结合，保护大脑，保证充足睡眠，注意脑力活动多样化。

（2）培养广泛的兴趣爱好和开朗的性格。

（3）培养良好的卫生饮食习惯，多吃富含锌、锰、硒、锗类的健脑食物，如海产品、贝壳类、鱼类、乳类、豆类、坚果类等。

（4）戒烟限酒。

（5）尽量不用铝制炊具，不要将过酸或过碱的食物在铝制炊具中存放过久。

（6）积极防治高血压、脑血管病、糖尿病等老年慢性病。

四、患老年骨质疏松症老人的照护

骨质疏松症是一种以低骨量和骨组织微结构破坏为特征，导致骨质脆性增加和易于骨折的代谢性疾病。患骨质疏松症的老人极易发生股骨颈骨折、脊椎骨折，尤其老年女性老人，发生髋部骨折的老人一年内可有15%死亡，其余50%残疾，因此骨质疏松症是引起老年人卧床率和伤残率增高的主要因素。

1．骨质疏松症的临床表现

（1）骨痛和肌无力。腰背疼痛或全身骨痛，疼痛为弥漫性，无固定部位，于劳累或活动后加重，负重能力下降或不能负重。

（2）身高缩短。骨质疏松非常严重时，因椎体骨密度减少导致脊椎椎体压缩变形，身高平均缩短3～6厘米，严重者伴驼背。

（3）骨折。常因轻微活动或创伤而诱发骨折，如打喷嚏、弯腰、负重、挤压或摔倒等。多发部位以桡骨远端最为多见，随身体老化以腰椎和股骨上端多见。发生脊柱压缩性骨折可导致胸廓畸形，使肺活量、肺最大换气量下降，心血管功能障碍，引起胸闷、气短、呼吸困难，甚至危及老人生命。

（4）心理、社会活动方面。除了机体不适外，身体外形的改变会进一步加重老人的心理负担、挫伤老人的自尊心。老年人可因为身体外形的改变而不愿进入公共场合，也会因身体活动不便或担心骨折而拒绝锻炼，从而不利于身体功能的改善。

2．骨质疏松症的照护措施

（1）适当休息与活动

1）对能运动的老人，协助其每天进行适当的体育活动以增加和保持骨量。

2）对因疼痛而活动受限的老人，协助其维持关节的功能位置，每天进行关节的活动训练，同时进行肌肉的等长、等张收缩训练。

3）对因骨折而技能型固定或牵引的老人，护理员应协助其每小时尽可能活动身体数分钟，如上下甩动臂膀、扭动足趾，作足背屈和跖屈等。

（2）保证饮食的营养

1）多吃富含蛋白质、维生素的食物，特别要鼓励老人多摄入含钙和维生素D丰富的食物，富含钙质的食物有牛奶、乳制品、大豆、豆制品、芝麻酱、海带、虾米等，富含维生素D的食物有禽、蛋、肝、鱼肝油等。

2）适度进行户外活动，以促进钙的吸收。

（3）减轻或缓解疼痛

1）协助老人卧床休息，使腰部软组织和脊柱肌群得到松弛，从而显著减轻疼痛。

2）休息时应卧于加薄垫的木板床或硬棕床上（仰卧时头不可过高），并在腰下垫一薄枕。必要时应用紧身衣等限制脊柱的活动度。

3）协助老人洗热水浴、按摩、擦背等，以促进肌肉放松。

（4）预防并发症

1）叮嘱老人尽量避免弯腰、负重等行为。

2）为老人提供安全的生活环境，如光线充足，地面避免光滑或潮湿，卫生间和楼道安装扶手等；选择舒适、防滑的平底鞋；裤子或裙子不宜过长，以免上下楼梯时踩地摔倒；日常用品放在容易取到之处。

3）对已发生骨折的老人，护理员应每2小时给老人翻身一次，保护和按摩受压部位；指导老人进行呼吸和咳嗽训练；做被动和主动的关节活动训练，防止并发症的发生。

（5）用药照护。服用治疗老年骨质疏松症的药物后，为防止消化道的不良反应，应协助老人晨起空腹服药，同时饮白开水200～300毫升，至少半小时内不能进食或喝饮料，也不能平卧，以减轻药物对消化道的刺激。

（6）心理照护。与老年人倾心交谈，指导老人穿宽松的上衣以掩盖形体的改变，也可穿背部有条纹或其他修饰的衣服，以改变其他人的视觉效果。

3．健康指导

（1）基本知识指导。提供有关老年人的书籍、图片和影像资料，讲解骨质疏松发生的原因、预防措施等。

（2）日常生活指导

1）鼓励老人每日进行适当的体育锻炼和户外日光照晒。

2）在日常活动中，要谨防跌倒，并避免过度用力，可通过辅助工具协助老人完成各种活动。

（3）饮食指导。提供老年人每天的饮食计划单，学会各种营养素的合理搭配，尤其要指导老年人多摄入含钙及维生素 D 丰富的食物。

（4）用药指导

1）指导老年人服用可咀嚼的片状钙剂，应在饭前 1 小时及睡前服用，钙剂应与维生素 D 同时服用。

2）教会老年人观察各种药物的不良反应，明确各种不同药物的使用方法及疗程。

五、患老年退行性骨关节病老人的照护

退行性骨关节病又称骨性关节炎、老年性骨关节炎，是由于关节软骨发生退行性变化，引起关节软骨完整性破坏以及关节边缘软骨下骨板病变，继而导致关节症状和体征的一组慢性退行性关节疾病。此病好发于髋、膝、脊椎等负重关节以及肩、指间关节等，高龄男性髋关节受累多于女性，手骨性关节炎则以女性多见。

1. 退行性骨关节病的临床表现

（1）关节疼痛

1）开始表现为关节酸痛，程度较轻，多出现于活动或劳累后，休息后可减轻或缓解。

2）随着病情进展，疼痛程度加重，表现为钝痛或刺痛，关节活动可因疼痛而受限，最后休息时也出现疼痛。

3）膝关节病变在上下楼梯时疼痛明显，久坐或下蹲后突然起身均可导致关节剧痛；髋关节病变疼痛常自腹股沟传导至膝关节前内侧、臀部及股骨大转子处，也可向大腿后外侧放射。

（2）关节僵硬。关节活动不灵活，特别是在久坐或清晨起床后关节有僵硬感，不能立即活动，要经过一定时间后才感到舒服。这种僵硬持续的时间较短暂，一般不超过 30 分钟。

（3）关节内卡压现象。表现为关节疼痛、活动时有响声和不能屈伸。

（4）关节肿胀、畸形。部分老人可有手指屈曲或侧偏畸形。

（5）功能受限

1）颈椎骨性关节炎脊髓受压时，可引起肢体无力和麻痹。

2）椎动脉受压时可致眩晕、耳鸣以至复视，严重者可发生定位能力丧失或突然跌倒。

3）腰椎管狭窄时，可引起下肢间歇性跛行，也可出现大、小便失禁。

（6）心理、社会方面压力大

1）疼痛使老人不愿意多出家门，社会交往减少。

2）关节的功能障碍使老人深感无能为力，产生自卑心理。

3）疾病的迁延不愈使老人对治疗失去信心，产生消极悲观的情绪。

2．退行性骨关节病的照护措施

（1）照顾好日常生活。患病老人宜动静结合。急性发作期应限制关节的活动，一般情况下以不负重活动为主。对肥胖老人鼓励其坚持选择运动量适宜、能增加关节活动的运动项目，如游泳、做操、打太极拳等。在饮食上应减少高脂、高糖食品的摄入。

（2）减轻疼痛

1）减轻关节的负重和适当休息是缓解疼痛的重要措施，协助老人手扶手杖、拐杖、助行器站立或行走。

2）疼痛严重者，可按照医嘱采用卧床牵引限制关节活动。

3）可通过上下楼梯时扶扶手、坐位站起时手支撑扶手的方法减轻关节软骨承受的压力。

4）膝关节积液严重时，应卧床休息。

5）局部理疗与按摩综合使用，对骨关节炎都有一定的镇痛作用。

（3）功能锻炼。通过主动和被动的功能锻炼，可以保持病变关节的活动，防止关节粘连和功能活动障碍。

1）髋关节。鼓励老人早期进行踝部和足部的活动锻炼，尽可能做股四头肌的收缩，当除去牵引或外固定后，先在床上练髋关节的活动，进而扶拐下地活动。

2）膝关节。早期进行股四头肌的伸缩活动锻炼，当解除外固定后，再练伸屈及旋转活动。

3）肩关节。练习外展、前屈、内旋活动。

4）手关节。主要锻炼手部各关节的背伸动作。

（4）增强自理能力。对于活动受限的老人，可运用辅助器具或特殊的设计以保证或提高老人的自理能力。如：

1）房间的门和过道的宽度须能允许轮椅等辅助器通过。

2）室内地板避免有高低落差，地板材质要防滑。

3）过道、楼梯、厕所、浴缸外缘都加装扶手。

4）床的高度应保证老人的双脚能够着地。

5）衣柜门的开法及柜的深度应能使老人易接近并方便取物。

6）使用拐杖者要格外注意室内桌椅有无滑动的现象。

7）尽可能安排老人睡在距厕所较近的卧室，以方便如厕。

（5）用药照护

1）对应用按摩、理疗等方法可缓解疼痛者，最好不要给老人服用镇痛药。

2）当应用镇痛药老人的症状得到缓解后，应停止服用，防止过度用药。

（6）心理照护

1）为老人安排有利于与外界互动的环境，如睡床距窗户较近，窗户的高度较低，房间距老年人活动中心较近等。

2）主动提供能使老人体会到成功的活动，并对其成就给予诚恳的鼓励和赞赏，如安排老人进行力所能及的关节锻炼。

3）多与老人聊天并鼓励其学会自我控制不良情绪的方法，如静心收听轻松的音乐广播、为老人读报、回忆年轻时的工作情景等。

3．健康指导

（1）保护关节。注意防潮保暖，防止关节负重及受凉受寒。如：

1）尽量应用大关节而少用小关节，如用屈膝屈下蹲代替弯腰和弓背。

2）用双脚移动带动身体转动，不要突然扭转腰部。

3）选用有靠背和扶手的高脚椅就座，且膝髋关节成直角。

4）老年人应选择高低合适、软硬适中的枕头。如长期枕高枕头，颈椎会被垫高，易引起颈、肩部麻木酸胀，造成对颈椎的损害。但枕头太低不利于脑静脉血液回流到心脏，从而引起脑部缺氧。所以，枕头高度一般在 12 ~ 13 厘米（压下后为 7 ~ 8 厘米）为宜，宽度以 15 ~ 20 厘米为宜。入睡时保证肩、颈和头同时枕于枕头上。

5）经常做关节部位的热敷，如热水泡浴、桑拿等。

6）避免从事可诱发疼痛的工作或活动，如长期站立等；减少爬山、骑车等剧烈活动；少做下蹲动作。

（2）关节活动与功能锻炼。指导患颈椎病的老人在疼痛症状缓解后做颈部的运动体操。方法是：先仰头→侧偏头颈使耳靠近肩部→再使头向后转动→每个动作后头再回到中立位→再做下一个动作。整个动作宜缓慢进行。

（3）用药指导。用明显的标记保证老人定时、定量、准确服药，并注意监测药物的副作用。

六、患慢性支气管炎老人的照护

1．慢性支气管炎的临床表现

（1）长期反复咳嗽，伴有气喘，咳脓性的痰。

（2）天冷时容易引起急性发作，病程长，严重者引起肺气肿、肺炎、肺心病或其他并发症。

2．慢性支气管炎的照护措施

（1）保持室内空气新鲜、洁净。老人的房间要经常打扫，使空气新鲜、洁净，每日定时开窗通风，通风时间每天不少于 3 次，每次不少于 20 分钟，通风时注意避免对流风，天冷时要为老人穿好衣服，或盖好被子，以防老人受凉。

（2）保持室内环境温暖、舒适。室内温湿度要适宜，夏天和冬天应设法采取多种方法，为老人调节室内温、湿度。过冷、过热、过于干燥等都会使患病老人不舒适。

（3）身体要保暖。天凉时要及时为老人增加衣服，尤其注意老人前胸、后背不能受凉，否则容易加重病情。

（4）供给营养丰富的饮食。营养的供给以高蛋白、高维生素的饮食为宜，食品要适合老人的口味，少量多餐，以保证营养物质的摄取。

（5）摄取充足的水分。充足的水分可以促进呼吸道黏膜的湿润，有利于痰液的排出，一般每日饮水应在 1 500 毫升以上。

（6）保持呼吸道的通畅

1）仔细观察老人的呼吸状况与咳嗽和咳痰的情况，注意痰液的颜色、量。

2）对气喘不能平卧的老人可采取半坐卧位，使头胸部抬高。

3）对痰液较多而又无力咳出的老人，采用吸痰法吸出痰液。

4）对卧床老人要经常翻身叩背，促进痰液的排出。

（7）保持口腔卫生

1）老人吐出的痰液要及时清理并消毒处理。

2）及时为老人进行口腔护理。

3．健康指导

（1）鼓励老人根据自身状况，适量参加户外活动。

（2）及时添加衣服，尤其注意前胸后背的保暖。

（3）戒除吸烟嗜好。

七、患慢性阻塞性肺气肿老人的照护

慢性阻塞性肺气肿指老人的终末支气管远端气腔的扩张伴有肺泡壁的破坏。

1．慢性阻塞性肺气肿的临床表现

主要表现为呼吸困难，咳嗽、咳痰、气促，疲乏无力，体重减轻等。

（1）呼吸困难。当老人轻度活动时即可出现，甚至休息时也出现明显的呼吸困难。

（2）咳嗽、咯痰。咳嗽、咯痰多年，咳嗽声音低沉无力，痰量增加，反复咯脓痰。

（3）反复感染、并发症多。免疫功能减退，体质下降，食欲下降、体重减轻，严重时出现紫绀、头痛及意识障碍。

2．慢性阻塞性肺气肿的照护措施

（1）有效排痰。鼓励老人每天摄入足够的水分，同时通过雾化吸入、背部叩击等物理方法促进排痰。

（2）氧疗。给予老人每日湿化吸氧 15 小时或以上，并及时观察用氧后的反应。

（3）呼吸功能锻炼。教会老年人做腹式呼吸及缩唇式腹式呼吸锻炼，也可通过气功、太极拳、定量行走等体育运动达到锻炼目的。腹式呼吸和缩唇式腹式呼吸的方法：

1）准备。老人体位呈半坐卧位最适宜。

2）用鼻吸气→经口缩唇呼吸（呼吸要缓慢均匀、不可用力呼气）。

3）吸气时腹肌放松、鼓起→呼气时腹肌收缩、腹部下陷。

4）呼气时将嘴唇缩成吹笛状。

5）每日训练两次，每次 10 ~ 15 分钟。

提 示

缩唇大小程度要合适，以距离老人口唇 15~20 厘米处与口唇等高水平的蜡烛火焰随气流倾斜又不致熄灭为宜。

（4）安全用药。用药宜充分，疗程应稍长，且治疗方案应根据监测结果及时调整。用药过程中需仔细监测各种药物的副反应并及时向医生汇报。

3．健康指导

（1）让老人及其家属积极参与到诊治及康复过程，减少急性发作。

（2）避免任何刺激

1）避免上呼吸道感染。

2）戒烟。

3）改善居住环境，避免尘埃和烟雾。

4）不宜前往高原地区。

八、患高血压病老人的照护

收缩压大于（等于）160 毫米汞柱和（或）舒张压大于（等于）90 毫米汞柱者为高血压。其致病因素包括家族史、生活及饮食习惯，如摄入过多钠盐、大量饮酒、肥胖、紧张工作等。

1．高血压的临床表现

初患高血压时多无明显自觉症状或表现为轻度头晕、头痛、头胀，仅在体检时测量的血压升高。随着病情的发展自觉症状可逐渐加重，头晕眼花，头痛加重，心悸、耳鸣、失眠、四肢无力，严重时有烦躁不安、恶心、呕吐、视力模糊、四肢麻木等症状。高血压病常可导致冠心病、肾功能衰竭、脑中风等严重并发症。

2．高血压病的照护措施

（1）保证充足的休息与适量的活动。老人每天睡眠时间不少于 7 小时；养成早睡早起的习惯；白天安排适当的活动，如散步、做操、打太极拳等，但活动不可过度劳累，不宜长期静坐或卧床。

（2）保持情绪稳定。经常与老人谈心，以解除老人的心理压力，消除不良情绪。

（3）注意饮食的调节。饮食以低盐、低脂肪、低胆固醇、低热量为宜。增加蔬菜、水果等维生素含量丰富的食物及钙、钾的摄入量；应少吃刺激性食物，如辣椒、酒类、咖啡等。

（4）坚持正确的治疗

1）协助老人遵医嘱合理用药。

2）协助老人坚持每日按时服药，不可随意地突然自行停药或改变服用药物的剂量和时间，不可随意听信偏方而乱服药。

3）熟悉老人服用药物的名称、作用、剂量、用法、时间、不良反应及注意事项等，并注意观察用药反应。

4）对痴呆或精神状态不佳的老人，护理员要协助老人管理好药物，以免发生意外。

（5）预防低血压

1）服药期间尤其是老人从坐位或卧位起立时，动作要缓慢；夜间起床大小便时更要注意。

2）如果老人发生头晕、软弱无力、恶心、呕吐等症状时，应立即协助老人采取平卧位，抬高下肢或用两个枕头垫高双下肢。

（6）戒除烟酒。

（7）保持大便通畅。协助老人养成每日排便的习惯，如果发生排便不畅应及时采取简易通便法。

（8）预防脑缺血而致的昏厥

1）老人沐浴时其水温和室温不要过高。

2）不要长时间保持站立不动的姿势。

3）服药后应避免激烈的运动。

（9）注意观察病情变化。定时测量血压，若老人突然出现头痛、头晕、恶心、呕吐、视力模糊、肢体麻木等情况，应立即送医院紧急救治。

3．健康指导

（1）养成良好的生活习惯，合理膳食，保证营养。

（2）注意休息和身体锻炼。

（3）避免情绪紧张，保持心理平衡。

（4）平时要注意监测血压的变化，以便及时发现高血压。

九、患冠心病老人的照护

冠状动脉粥样硬化性心脏病，简称冠心病，是由于冠状动脉粥样硬化，使血管腔狭窄、阻塞，导致心肌缺血、缺氧甚至坏死而引起的心脏病。主要包括心绞痛、心肌梗塞。心绞痛通常因为体力活动、情绪激动而诱发，也有的在饱餐后或休息时发作。急性心肌梗塞多突然发病。

1. 冠心病的临床表现

（1）疾病发作时，老人常表现出面色苍白、出冷汗，胸骨后或心前区紧缩性或压榨性疼痛，并向颈部上腹部、左肩或手臂内侧放射，持续时间约几分钟或十几分钟，还会有心率增快或减慢、心律失常等表现。心肌梗塞患者经口服硝酸甘油后疼痛症状无效、不能缓解。

（2）有的老人其疼痛的部位与性质不典型，仅有胸部隐痛、憋气，也有的老人只表现上腹部疼痛、不适或胃疼，护理员应给予足够的重视。

2. 冠心病的照护措施

（1）患心绞痛老人的照护

1）心绞痛发作时，应停止所有的活动，协助老人立即坐下或躺在床上，安慰老人稳定情绪。

2）协助老人舌下含服硝酸甘油 1 片或速效救心丸 5 粒，也可含服消心痛 5 ~ 10 毫克，如图 4—21 所示。因药效较强，有的老人出现头胀、头痛、面红、心慌等症状。此时应安抚老人，待老人逐渐适应后，这些不良反应就会减轻。

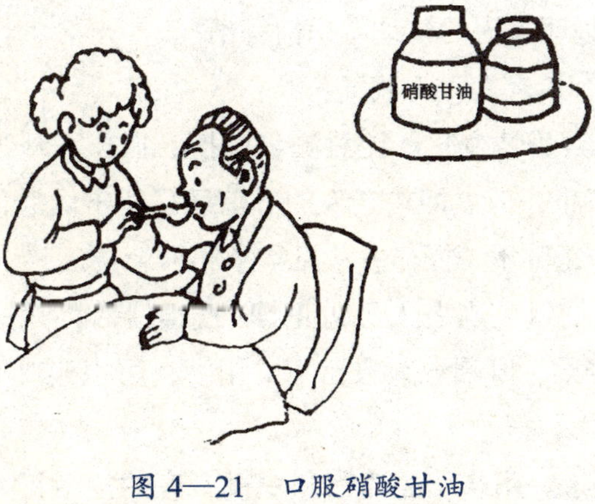

图 4—21 口服硝酸甘油

3）注意保暖，调节适宜的室温，避免穿堂风。

4）测量老人的脉搏，同时观察疼痛的性质、持续的时间及含服药物后的效果。如果不见好转应及时送医院急诊。

（2）患急性心肌梗塞老人的照护。急性期心肌梗塞的老人应住进医院进行治疗，在心电监护下度过危险期。

1）了解急性心肌梗死发生前老人的预兆

① 心绞痛由原来的偶尔或间断发生，在短期内转变为频繁发作。

② 胸疼的程度加重，且持续时间延长。轻微的活动甚至休息状态下，也可出现心绞痛。

③ 胸痛同时伴有恶心、呕吐，经含服硝酸甘油片后，疼痛仍不能减轻。

④ 突然出现不明原因的呼吸困难、咳嗽、咯泡沫样痰等。

⑤ 老人自己感觉心慌、气短，触摸脉搏不整，且此症状反复频繁出现。

⑥ 出现不能缓解的牙疼、胃部不适，左侧肩胛部酸痛等症状。

2）急性心肌梗塞老人的救护。急性心肌梗塞的老人多数发病在家里、马路上或外出的途中，因此，现场正确、有效的急救和安全的护送是挽救急性心肌梗塞老人生命的关键。

① 绝对安静卧床休息。协助老人就地平卧或坐下休息，保持绝对安静，避免不必要的搬动。

② 立即服药。帮助老人舌下含服硝酸甘油片或速效救心丸。

③ 紧急呼叫。立即拨打呼叫急救中心电话“120”或“999”（部分地区），呼叫时要说明老人的住址、病情等情况。

④ 有条件者给老人吸入氧气。

⑤ 密切观察病情变化。注意测量脉搏、血压、呼吸，如果老人突然呼吸或心跳停止，应立即在老人的心前区猛叩击两拳，如果心跳不恢复，立即行心肺复苏术（操作方法见本章第六节）。

⑥ 正确地护送。当老人经过正确的急救后病情平稳可以护送时，搬动时动作要轻柔，叮嘱老人自己不要用力，用担架或平车平稳地将老人送到医院。

⑦ 安抚情绪。用亲切的语言和积极有序的抢救行为安慰老人，以

消除其紧张情绪。

3）患心肌梗死恢复期的老人的照护

① 适当活动。在医生的指导下，老人卧床后的第二周可开始逐渐活动，从床上坐起至站立，再到下床周围走动，再至散步，要逐渐增加老人的活动量、活动时间和强度。

② 坚持服药。协助老人在医生指导下坚持服药，不可随意停药或换药。

③ 规律生活。老人做好日常生活的照护，注意保暖。避免身体过度劳累、精神过度紧张、兴奋或暴食暴饮、连续吸烟等。

④ 调节好饮食，预防便秘。

⑤ 定期护送老人到医院复查。

3．健康指导

（1）协助老人调节饮食结构，减轻体重。对体重超重的老人应鼓励其设法减轻体重，如少吃高糖、高胆固醇、高脂肪的食物，多吃高纤维素的食物。

（2）戒除烟酒。劝告老人戒除烟酒，同时叮嘱老人避免与抽烟的人在一起或在充满烟雾的室内停留。

（3）适当运动。根据老人的身体情况，采取适当的运动方式。

（4）避免精神紧张。常陪伴老人与其谈心，有针对性地解除老人的心理压力；保证充分的睡眠。

（5）随身携带急救药物和病历卡

1）对患有严重冠心病的老人不宜独自外出，外出时最好有人陪同。

2）老人外出时要随身携带急救用的药物和病历卡，填好老人的姓名、年龄、诊断、常用药品、家庭住址、联系电话等。

（6）指导患冠心病的老人在寒冷的季节应减少外出。

十、患糖尿病老人的照护

糖尿病是一种内分泌代谢紊乱的综合征，是因胰岛素分泌绝对不足或相对不足，导致血糖升高，出现糖尿，继而引起脂肪、蛋白质、水及电解质等代谢的异常。

1．糖尿病的临床表现

典型症状为“三多一少”，即多尿、多饮、多食和体重减轻。老年糖尿病病人还易并发各种大血管或微血管症状，如高血压、冠心病、脑卒中。

2．患糖尿病老人的照护措施

（1）保持情绪稳定。保持良好的心情，避免精神紧张，积极配合治疗。

（2）正确控制饮食

1）按照医生的要求合理确定进食量和总热量的摄取。

① 主食：多选择糙米，如玉米、杂粮、豆类等，一般每天主食量250 ~ 300 克，分三餐（早餐 1/5、中餐 2/5、晚餐 2/5）。

② 副食：蛋白质应选择瘦肉、鱼类、蛋、豆制品等。多采用植物油制作食品。限制含胆固醇高的食品。蔬菜应选择含糖量少、纤维素多的，如白菜、豆芽菜、芹菜、西红柿、冬瓜、白萝卜、茄子、黄瓜等。

2）食盐用量每日不超过 6 克。

（3）适当活动与运动。鼓励老人每日坚持做适量运动（体力活动少、运动不足是患糖尿病的一个因素），如广播操、太极拳、慢跑、打球、散步等活动。

（4）预防感染。协助老人搞好个人卫生，保持全身和局部皮肤清洁；注意保护足部，老人的鞋袜不宜穿戴过紧，每日用温水洗脚，不可用热水烫脚；趾甲不要修剪过短。

（5）保持大便通畅。用力排便可加重眼部的病变。

（6）按时服药

1）严格遵医嘱按时服用降糖药，定期复查和化验。

2）不得擅自停药或更换药品。

3）外出时随身携带所需药品和适量糖块或饼干。

（7）注意低血糖反应。低血糖的表现是：自感强烈饥饿感，心慌、手抖、出汗、头晕、无力，面色苍白、出冷汗，严重者如不及时处理很快发生昏迷甚至死亡。一旦发现老人出现低血糖反应，应立即给予口服糖水或进食含糖量高的食物，就地休息，密切观察病情变化，必要时送医院。

（8）正确使用胰岛素

1）胰岛素应存放在冰箱内（5℃），避免受热、光照和冰冻。

2）注射前 1 小时从冰箱内取出。

3）在老人餐前半小时注射胰岛素，注射后半小时必须进餐。

4）注射胰岛素的剂量必须准确，4 个单位为 0.1 毫升。

5）注射部位必须严格消毒，每次注射应更换部位。

（9）定期测量血糖和尿糖。使用血糖仪测量血糖的方法是：准备笔记本、笔→准备仪器→消毒针刺部位的皮肤→针刺局部→点一滴血在试纸上→用消毒棉签按压针刺部位→观察结果→记录→整理用物。

案例与点评

某老人，年 68 岁，平日体健，特别喜欢吃熘肝尖。4 个月前单位体检时发现患有糖尿病，现遵医嘱服用降糖药。但每当家人围在一起进餐时，老人总是控制不住自己的食欲，频频将荤菜放入自己口中，眼前的凉拌菜却不动一下。

【点评】糖尿病的治疗除遵医嘱坚持服药外，更重要的是做好饮食控制，注意低脂饮食、禁吃动物内脏等，通过合理的饮食治疗，可控制糖尿病的进程，最终达到预防并发症发生的目的。护理员为老人制作膳食时应格外注意避免高脂肪饮食，餐桌上尽量摆放时令的绿色素炒菜、豆制品、用瘦肉制作的荤菜。同时向老人讲明糖尿病饮食治疗的重要性，长期坚持下去老人的糖尿病会得到很好的控制。

3．健康指导

（1）建立健康的生活方式。生活有规律；饮食清谈，避免暴饮暴食；戒除烟酒嗜好。

（2）适当运动。

（3）定期检查身体。

十一、患脑中风老人的照护

脑中风是一种最常见的急性脑血管循环障碍性疾病。患病后老人可因病变的性质不同，而有不同的临床表现。

1．脑中风的临床表现

（1）脑梗塞常在老人睡眠或安静时发生。发病初期多有头痛、眩晕、一过性失语、肢体麻木、一侧肢体无力等症状；严重时表现为头痛、恶心、呕吐、肢体偏瘫、吞咽困难、失语、视力障碍、口角歪斜，一般多无意识障碍，起病后几天内病情逐渐稳定。

（2）脑出血多发生在老人清醒活动时。发病时老人突然感觉头晕、头痛、呕吐，随即出现语音不清、跌倒、肢体瘫痪等，继而出现大小便失禁、意识模糊、嗜睡或昏迷等意识障碍的表现。

2．脑中风的照护措施

（1）患脑梗塞老人的照护

1）保持环境安静、舒适，室温要适宜。

2）协助老人卧床休息，避免搬动。

3）注意老人的保暖。老人高热时其头部禁用冰袋或冷敷。

4）给予易消化且营养丰富的软质饮食；对于意识不清和有吞咽困难的老人，应给予流质饮食。

5）保持大小便的通畅，排便困难者进行简易通便。

6）做好日常生活的照护，对肢体瘫痪的老人，应保持老人身体的清洁、舒适，定时翻身，预防压疮的发生。

7）根据身体状况适量活动。

（2）患脑出血老人的照护

1）急性期的老人应绝对卧床休息四周以上，避免不必要的搬动，尤其在发病 48 小时内切忌随便搬动和移动老人体位。

2）保持体位舒适、安全

① 保持老人平卧位，将头肩部略抬高并稍向后仰，松解老人的衣服领口。

② 昏迷的老人头要偏向一侧，不要喂水、喂药。

③ 老人有呕吐时，要及时将呕吐物清除干净。

3）给予流食

① 发病 24 小时内给予流质饮食，必要时可用管饲进食。

② 老人在恢复期时，饮食宜清淡，多吃蔬菜、水果，适量食用蛋类、瘦肉等营养丰富的食物，切忌油腻、辛辣、高盐、高糖类食物。

4）戒除饮酒、吸烟嗜好。

5）加强老人日常生活的照护

① 做好晨间和晚间老人的洗漱、身体的清洁和进食的照护。

② 保护好老人的皮肤，在身体空隙处、骨隆突处垫海绵垫，防止

受压和摩擦。

③ 恢复期的老人应定时给予更换体位。

④ 做好便秘、尿潴留或尿失禁的照护。

6）预防肢体及肌肉并发症的发生

① 老人在卧床期间，应将其手、足等部位的关节置于功能位置。

② 及早对肢体的关节与肌肉，采用被动运动和按摩。每日按摩揉捏瘫痪的肌肉，做各个关节的伸展、屈曲、旋转等被动活动，并鼓励老人用自己健侧的肢体给患侧的肢体做被动运动。协助老人运动时，应合理、适度、循序渐进。

③ 注意老人的安全，防止发生碰伤和坠床。

7）注意观察病情变化。如体温、脉搏、呼吸、血压、意识等变化，出现异常，及时请医生或护士进行处置。

8）积极鼓励失语的老人进行语言训练，大胆学习说话，并耐心指导老人的发音。

3．健康指导

（1）熟悉脑梗塞的预防知识

1）积极防治高血压、高血液黏稠度、糖尿病和动脉硬化等疾病。

2）建立合理的饮食习惯，饮食以低脂、低胆固醇、低盐、高蛋白、高维生素为宜。

3）经常保持适当的体育活动。

4）戒烟少酒。

（2）熟悉脑出血的预防知识

1）早期发现和积极有效治疗高血压病是预防脑出血的关键。对于老年人，应经常测量血压，并在医生的指导下坚持系统治疗高血压病。

2）情绪稳定、规律生活。注意调节生活的节奏，适当参加锻炼；避免过度劳累、精神紧张、情绪激动；活动时应避免突然的体位改变。

3）饮食以清淡、低脂肪、低盐、高膳食纤维为宜。保持大便的通畅。

4）戒除吸烟、饮酒嗜好。

5）对患有高血压病的老人，一旦发现头晕、头痛、恶心、呕吐、手足麻木无力等症状，应及时送医院救治。

第六节　意外事件的预防与急救技术

一、常见意外事件的预防

1．走失

（1）原因。老人主要受幻觉、妄想的支配，或因为对入住环境的不适应而离家出走。

（2）预防方法

1）及时发现老人的心理变化，避免使用刺激性的语言。

2）及时发现问题，将有可能走失的老人随时置于护理员的视线之内。

2．跌倒

（1）原因

1）穿着不适，如穿过长的裤子或不舒适的鞋，或穿着拖鞋或袜子行走。

2）室内光线不充足，地面不平整或湿滑、未使用防滑材料等。

3）室内家具放置不合理或开门方向设计不合理，老人被障碍物绊倒。

4）药物或疾病的影响，如神志不清、心血管疾病、双腿无力等。

（2）预防方法

1）穿舒适的鞋袜，避免衣着过长。

2）室内光线要充足，居住环境要平整无杂物，尽量减少台阶，必须设置台阶时，要低缓无障碍。

3）室内家具放置合理，开门方向要合理。应向房间里面开，而不是向过道开。

4）活动空间要宽松，家具杂物不要过多，便于老人通过。家具要做到无棱角，不使用玻璃家具。

5）厕所和浴室扶手位置合理，无松动。防滑脚垫、浴盆垫不滑动，放置安全。老人最好用盆浴，或坐在洗澡椅上洗浴，防止洗浴时滑倒跌伤。

6）老人外出时注意安全，如搭乘电梯时要扶好扶手；尽可能贴近墙边和扶着栏杆行走。避免到人多和湿滑的场所。

7）帮助老人选择适合的助行器具，如轮椅、助行器、手杖等。有视力障碍的老人选择适当的眼镜，听觉有障碍的老人应选择助听器。

3．坠床

（1）原因

1）老人骨骼、肌肉张力减弱，自我保护的动作迟缓，不慎从床上掉下。

2）偏瘫、肢体活动能力受限的老人，翻身时不慎失去平衡，发生坠床。

3）老年性疾病所致意识障碍，或因血压不稳定，导致夜间如厕时晕倒。

（2）预防方法

1）老人的睡床最好一侧靠墙，睡床的高度要比一般睡床低（距地面 45 厘米）。

2）协助老人起床时做到“三慢”，即醒后在床上静躺数分钟慢起床，坐起后停数分钟再慢站起，站起后停数分钟后再慢行走。

3）增加肢体锻炼，增强肌肉张力，保持身体的协调性、平衡能力。

4）协助有意识障碍的老人睡前排尿，并在床旁放置便器；必要时睡床旁边放椅子、软枕加以保护。

4．宠物咬伤

（1）原因。有些老人因为孤独寂寞，而喜欢养犬、猫等宠物。宠物之间打闹嬉戏误伤老人或老人被感染的宠物抓伤、咬伤等，如图 4—22 所示，应尽快处理。

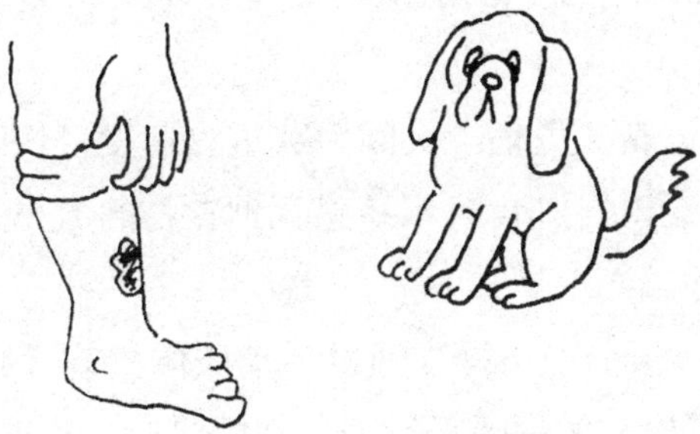

图 4—22　宠物咬伤

（2）预防方法

1）宠物主人及时为宠物注射狂犬病疫苗。

2）带宠物出门时一定要拴好链子，重点保护身上的伤口不被狗舔到。

3）提醒老人外出时不要招惹和挑逗宠物。

案例与点评

某女性老人，72岁，平日喜欢小动物，外出遛弯遇到小宠物时总会上前抚摸、戏弄它们几下。一日老人下楼走到庭院中央，突遇后边跑来的小狗，小狗冲着老人的腿部猛扑过去，其腿部被抓出三道血痕。老人非常不以为然，口中念叨着："没事，没事，涂点酒精就没事了。"

【点评】老人被宠物咬伤后应及时救治，可立即用流动水彻底冲洗伤口，而后前往医院按照医生的治疗方法注射狂犬疫苗，同时注意监测身体健康状况，千万不可大意，擅自认为"没事"而不采取任何救助措施，将会给老人的生命健康带来威胁。

5．噎呛

噎呛是指进食时食物误入气管或卡在食道第一狭窄处压迫呼吸道，一般表现为进食过程中突然严重呛咳，目光恐惧发直，呼吸困难甚至窒息，有的老人可能出现面色苍白或紫绀，如图4—23所示。

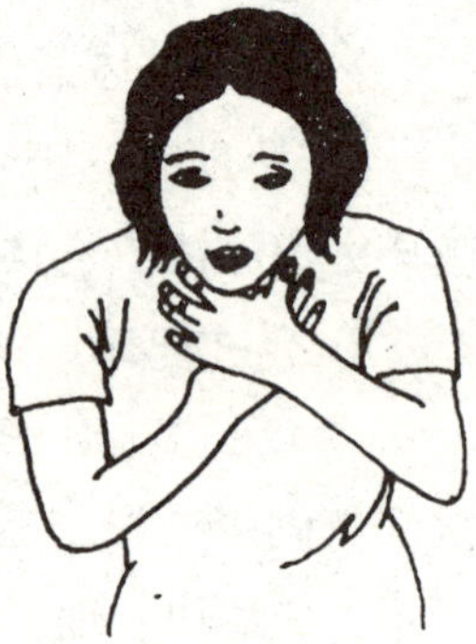

图4—23　噎食表现

（1）原因

1）偏瘫、失语、活动受限的老人，因咀嚼无力、吞咽困难，或因吞咽、咳嗽反射减弱而将食物误入气管，引起噎呛。

2）吃东西时兴奋，说话、笑闹，或进食速度过快。

3）戴假牙的老人，进食时不易感觉到食物的大小，引起噎呛。

（2）预防方法

1）进食前做"饭前准备操"，通过活动肢体关节、颈面部肌肉以及舌、咀嚼肌群、吞咽肌群和做深呼吸运动，伸展肌肉，改善情绪，增进食欲，防止噎呛。

2）选择适合老人的饮食种类（普食、软食、半流食、流食），一般以质软、易咀嚼的食物为宜。

3）帮助老人进食时注意力集中并调整好身体姿势，头不要向后仰。

一次放入口中的食物要适量，并要细嚼慢咽。

4）吞咽困难的老人可选择流质饮食，如果发生呛咳的可能性大，可将食物搅拌呈糊状后再食用。

5）戴有假牙的老人不要食用圆形、带黏性的食物。

6）老人进食最好选用低杯、深碗，必要时使用改良的餐具。

6．烫伤、触电、火灾

（1）原因

1）被热水、热饭、蒸汽等烫伤。

2）使用电器时因躲闪不及而触电。

3）老人记忆力下降，味觉、视觉也较为迟钝，常引起火灾等意外事故。

（2）烧伤、烫伤的危害。烧伤和烫伤造成皮肤黏膜损伤，轻者皮肤肿胀、起水泡、疼痛，重者血管、神经、呼吸道也可烧伤。烧伤引起的剧烈疼痛和皮肤渗出等因素能导致休克，危及生命。烧伤的分度见表 4—1。

表 4—1 烧伤的分度

深度		局部表现	感觉
1 度		表皮轻度红、肿、干燥、无水泡	烧灼感
2 度（有水泡）	浅 2 度	表皮水泡较大，去泡皮后基底潮湿、鲜红、水肿明显	剧痛、过敏
	深 2 度	可有可无水泡，损伤至真皮，基底苍白、水肿，干燥后可见网状栓塞血管	迟钝
3 度（有焦痂）		局部呈蜡白焦黄、炭化，干燥后可见树枝状栓塞血管	消失

（3）预防方法

1）老人饮用、洗漱用的热水不能超过 45℃。使用热水袋时不能超过 50℃，热水袋不要直接接触皮肤，要装入用毛巾制作的套中，并注意观察皮肤情况。对意识障碍或肢体麻痹的老人，热水带应放置在离身体 10 厘米处。

2）食用热汤时，温度要适宜。必要时向老人说明，唤起注意。

3）使用烤灯等热疗器具时，应距皮肤 45 厘米，时间不超过 15 分钟，并注意经常观察皮肤情况。

4）护理老人洗澡时，应先放凉水，后放热水，水温不宜过高、洗浴时间不宜过长。

5）使用电熨斗、电暖气、厨房用具时，要注意让老人避开。

6）对记忆力减退的老人，应选用带报时器、报警器等家用物品，如有鸣笛装置的饭锅、水壶等。

7）叮嘱老人尽量避免使用电器，如必须使用时，要反复告之使用的注意事项，并定期检查电器的完好程度。

8）在可能发生危险的地方或装置上（如台阶、煤气开关及灶台、电插销等）做标志，起到提醒老人的作用。

二、急救技术

老人在活动中，有时因不慎而受伤，或因疾病突然发生变化而发生意外，此时护理员要立即判断老人的意识、心跳、呼吸、瞳孔等是否正常，并及时给予有效的救护。

1．急救原则

（1）保持镇静，观察老人意识是否存在及身体受伤情况。

（2）立即求助。现场无人帮助或人员不足时要大声求助家人、邻居，或打“120”“999”（部分地区）等急救电话。

（3）就地抢救和处置。对心跳骤停、窒息的老人，应及时进行有效的心肺复苏；对出血的老人及时包扎止血。

（4）及时送救。对老人进行现场紧急处理后，火速将老人送到就近的医疗机构。

2．急救方法

（1）基本步骤

1）判断意识是否存在。当发现老人意识突然消失时，首先使老人平卧（见图 4—24），同时用手轻轻摇动老人的肩部，呼唤老人，如无反应可认为意识消失（见图 4—25）。

2）测量大动脉有无搏动。用手触摸老人的大动脉（颈动脉或股动脉）查看有无搏动，如图 4—26 所示。如果触摸不到动脉的搏动，可认为大动脉搏动消失，即心跳停止。

3）判断呼吸是否停止。在保持呼吸道通畅的同时，仔细看老人胸部及腹部有无呼吸的起伏动作，也可将自己的耳朵靠近老人的口、鼻（见图 4—27），并仔细倾听有无气流通过的声音，或用面颊贴近老人的口、鼻，感觉有无气体的进入，来判断呼吸是否停止。

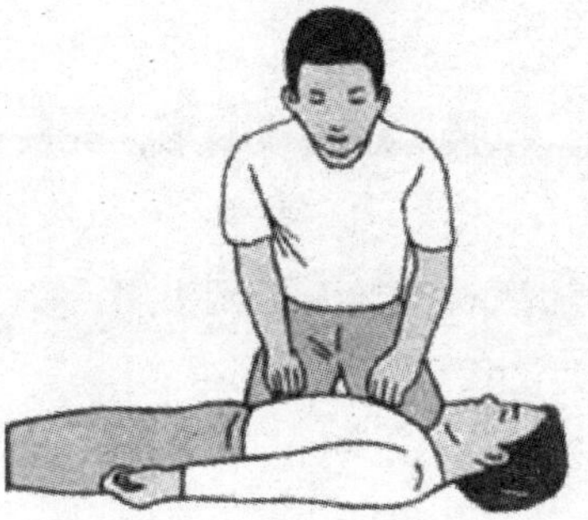

图 4—24　摔倒后使老人平卧

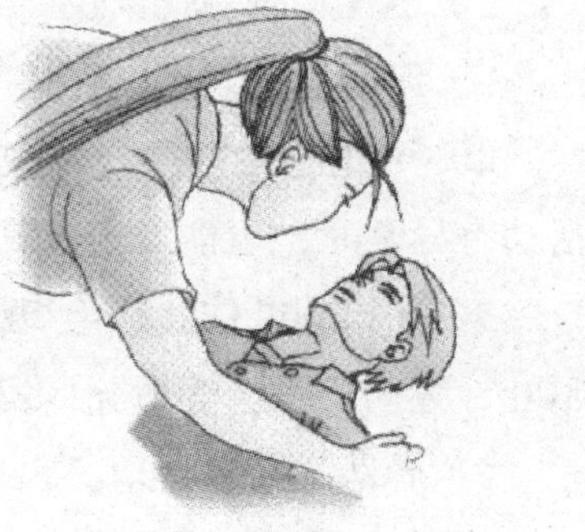

图 4—25　轻摇肩部判断意识是否消失

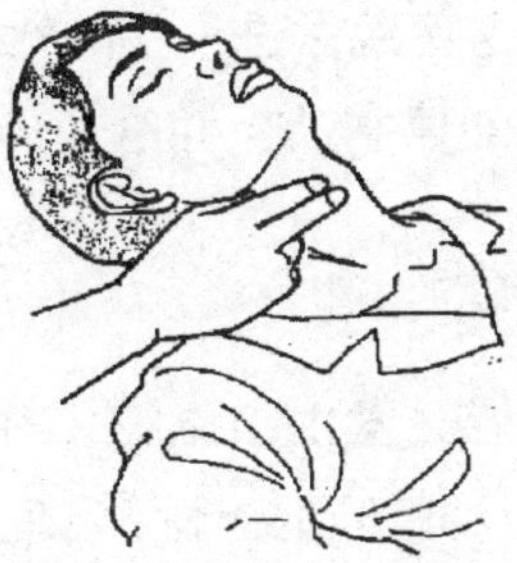

图 4—26　触摸颈动脉判断搏动是否消失

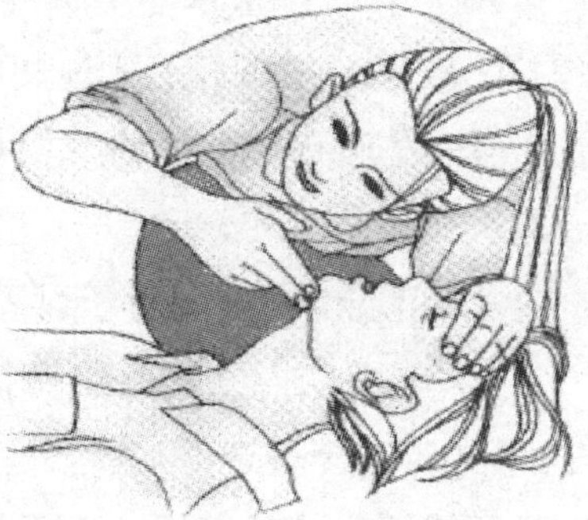

图 4—27　用耳试口鼻有无呼吸

4）查看老人是否有出血、外伤等症状。当遇到老人摔倒时，必须迅速、果断地查看身体各部位是否有外伤或出血。

（2）宠物咬伤的急救方法

1）尽快正确处理伤口。其方法是：将伤口挤压出血→用浓肥皂水反复冲洗伤口→用大量清水冲洗→擦干后用 5% 碘酒涂擦伤口，以清除或杀灭污染伤口的狂犬病毒。

2）只要未伤及大血管，一般无需包扎或缝合。

3）凡被犬咬伤或其他动物咬伤，都要及时到医院救治并注射狂犬疫苗。首次注射疫苗的最佳时间是被咬伤后的 48 小时内。

（3）跌倒与骨折的急救方法

1）不要急于移动老人。发现老人摔到时，首先使老人就地处于自然安全体位。在没有明确老人伤情的情况下，不要急于移动老人。

2）迅速检查受伤部位，观察皮肤有无出血、淤血、肿胀等异常情况。

① 询问老人是否有疼痛等不适感。

② 可用手触摸受伤部位，出现淤血、肿胀、压痛或畸形，或肢体活动有异常时，可能发生了骨折。

3）在检查肢体和软组织损伤的同时，注意观察老人有无头痛、恶心、呕吐、腹痛、胸痛等情况，发现异常要及时去医院就诊。

4）局部的简单处理

① 伤口有大量出血时，首先要迅速止血，可采用压迫止血的方法。

② 表浅的伤口最好用生理盐水冲净表面的污物（没有生理盐水时也可以用流动的自来水冲洗），然后用 75% 的酒精消毒伤口皮肤，并予以包扎。较大的伤口经上述处理后要及时送医院做进一步的处理。

③ 发现有局部挫伤或扭伤时，局部要制动，并给予局部冷敷。必要时去医院进一步诊治。

④ 出现骨折要及时予以固定。

5）个别老人跌倒时由于撞击有可能会发生脑血肿，出现头痛、恶心、呕吐，甚至昏迷等症状。也可能发生胸腹腔的出血，出现胸痛、胸闷、呼吸困难、休克等情况，应及时送往医院抢救。

（4）休克的急救方法

1）发生休克的表现。四肢潮冷，面色苍白或紫绀，血压下降，脉搏加快，尿量减少，烦躁不安，反应迟钝，神志模糊，甚至昏迷死亡。

2）实施救护的方法

① 将老人呈平卧位，吸氧，保暖，保持周围环境的安静。

② 给予老人必要的安抚并尽快送往医院抢救。

（5）晕厥的急救方法。晕厥是一时性广泛的脑供血不足而突然发生的短暂意识丧失状态。老人可突然倒地或不能站立，但在短时间内恢复。其急救方法：

1）立即将老人呈平卧位，并解开衣领、腰带（女性需松解胸罩）、抬高下肢。

2）密切观察病情及意识恢复的时间。

3）严重者或频繁发生晕厥的老人，要协助其到医院查清原发病，积极治疗。

（6）烧伤及烫伤的急救方法

1）立即脱离险境，消除致伤原因。

2）创面用清水冲洗。小创面可用冷水浸泡，如果被强酸、强碱或其他化学药品烧伤，应立即脱去衣服，用大量流动清水冲洗创面。

3）不要在创面上涂任何药物或其他物品，可用消毒敷料或干净的被单包扎覆盖创面。

4）伤势严重者经现场简单处理后应尽快送往医院。转送途中，随时保持老人呼吸道的通畅，并防止污染伤口。

（7）噎食的急救方法

1）争分夺秒，就地抢救。当食物阻塞在咽喉部时，可试用汤勺柄刺激老人的舌根部，以引起呕吐，促使食物排出体外。

2）如果食物阻塞在食道内，老人的意识仍清醒，可采用立位的腹部冲击法将食物排出，如图 4—28 所示。方法是：

护理员站在老人身后→双手环绕老人腰间→左手握拳并用拇指突起部顶住上腹部→右手握住左拳→一下一下向上向后用力冲击挤压→可连续做 6 ~ 10 次。注意查看口腔有无异物排出，若有异物，用手指抠出。

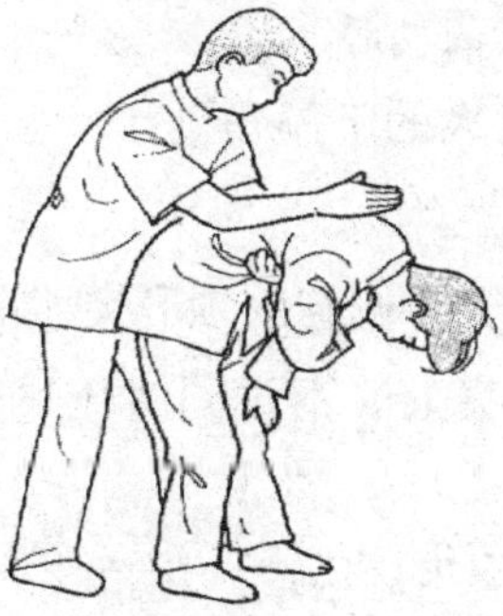

a) 拍打背部

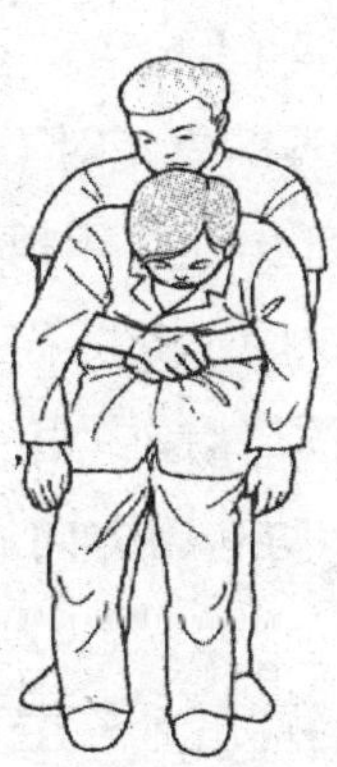

b) 促进食物排出

图 4—28　噎食时立位腹部冲击法

3）如果老人不能站立，可采用卧位腹部冲击法将食物排出，如图 4—29 所示。其方法是：

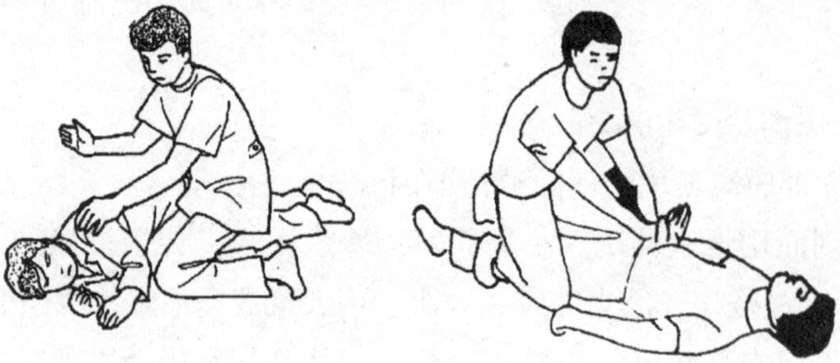

图 4—29　卧位腹部冲击法

立即将老人翻身呈仰卧位→救护者骑跨其双腿上→右手掌根压在老人上腹脐上 2 厘米处→左手压在右手上→两手分指扣紧→两臂伸直→用力向上、向内冲击压迫，反复冲击 6 ~ 10 次。注意查看口腔有无异物排出，如有异物，可用手指抠出。

4）解除食道梗阻后，有呼吸心跳停止的老人要迅速做心肺复苏。

（8）外伤出血的急救方法

1）加压包扎止血。现场可利用纱布和其他物品（如毛巾、手绢、清洁的衣物等）覆盖伤口，并用手指或手掌用力压迫局部、加压包扎。

2）指压止血法。用于出血量大、有血管损伤的老人。其压迫位置及方法是：

① 头部（颞、额、顶部）出血：用拇指或食指压迫老人耳屏前方颧弓根部（耳前方正对下颌关节处）的颞动脉。

② 面部出血：用拇指或食指在老人的下颌角前 1 ~ 2 厘米处（下颌角前下凹内），将颌下动脉压在下颌骨上。

③ 头颈部出血：用手指在老人气管外侧与胸锁乳突肌前缘交界处，将伤侧颈总动脉用力向后压于颈椎横突上。不可同时压迫两侧颈总动脉。

④ 头后部出血：在老人耳后的乳突下后区域，压迫枕动脉。

⑤ 肩部、腋窝出血：用拇指在老人锁骨上凹处摸到动脉的搏动，其余四指放在受伤老人的颈后，以拇指向后下方，压向第一肋骨。

⑥ 上臂出血：根据受伤部位选择压迫腋动脉或肱动脉。在老人的腋窝中点，用拇指将腋动脉压至肱骨头；在上臂中段内侧沟处用四指的指腹将肱动脉压至肱骨干上。

⑦ 手掌、手背的出血：用拇指在老人腕关节桡侧，压迫桡动脉，同时在老人腕部尺侧压迫尺动脉。

⑧ 手指出血：用食指、拇指分别压迫老人手指根部两侧的指动脉。

⑨ 下肢出血：用两手拇指重叠压在老人大腿根部中点的股动脉上，注意要用力深压。

⑩ 足部出血：在老人的踝关节下方，压迫足背部的动脉搏动处。

提　示

熟练准确掌握压迫点，压迫力度要适中，压迫时间一般 10 ～ 15 分钟。

（9）心肺复苏急救技术。心肺复苏技术是使心跳、呼吸骤停的老人迅速恢复循环、呼吸和脑功能所采取的抢救方法。基本步骤是：胸外心脏按压、开放气道、人工呼吸。具体操作方法是：

1）识别心脏骤停表现。快速检查是否没有呼吸或不能正常呼吸，即无呼吸还是仅是喘息。检查脉搏的时间不应超过 10 秒，如果 10 秒内无明确摸到脉搏，应开始心肺复苏。

2）将伤病者仰卧在硬的平面上，护理员双腿跪于（或立于）伤病者一侧。

3）胸外心脏按压。要以足够的速率和幅度进行按压，保证每次按压后胸廓回弹，尽可能减少按压中断并避免过度通气。

① 定位。护理员右手中指与食指并拢→指尖沿右侧肋弓下缘上移至胸骨下切迹（在两侧肋弓交点处寻找）→中指定位于胸骨下切迹（不含剑突）处，食指紧靠中指→左手掌根紧靠右手食指放老人胸骨上（胸骨体中 1/3 与下 1/3 交界处）→手掌根部的长轴应与胸骨的长轴平行（不要偏向一侧）→右手移开→右手掌根重叠放左手背上，如图 4—30 所示。

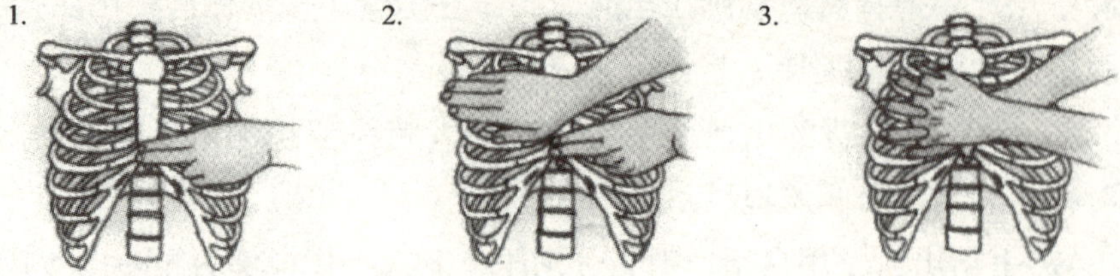

图 4—30　胸外心脏按压的定位

② 按压。护理员右手掌根重叠放左手背上→双手手指交叉翘起（使手指离开胸壁）→双肘关节伸直→肩、手臂垂直于老人胸部并用力向下压至少 5 厘米→放松（老人胸骨复位），放松时掌根不可离开按压部位→反复进行，按压频率至少 100 次 / 分钟。如图 4—31 所示。

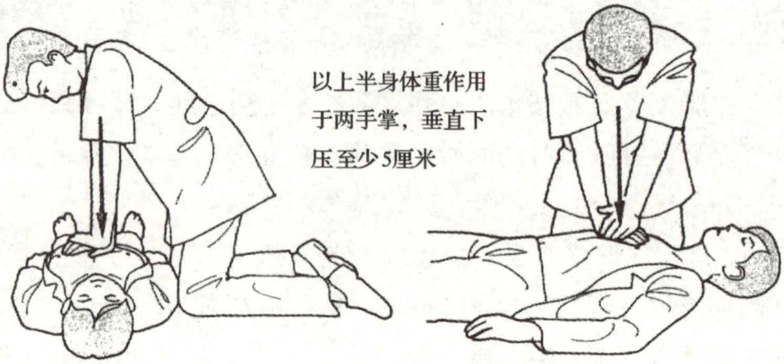

图 4—31　胸外心脏按压

提　示

实施胸外心脏按压的注意事项

☆人工呼吸和胸外心脏按压必须同时进行，可由 1 人单独完成，也可 2 人同时操作完成；按压与吹气的比例 15 ∶ 2。

☆保证每次按压位置正确，一人操作时其按压与吹气交换时需重新定位心脏按压点。

☆胸外按压时力量不可过大，防止胸骨和肋骨骨折。

☆心肺复苏过程中注意观察复苏效果。

4）开放气道，可采取下列两种方法：

① 仰头举颏法：护理员左手掌根放在老人前额处→用力下压使头部后仰→右手食指与中指并拢，放在老人下颏骨处→向上抬起下颌（手指不要压迫老人颈前颌下软组织，以免压迫气道，可疑颈椎骨折不用此法），如图 4—32 所示。

② 仰头抬颈法：护理员一手放在老人前额→向后下压，使头部后仰→另一手托住老人后颈部向上抬颈（抬颈时动作轻柔，用力过猛可能损伤颈椎，可疑颈椎骨折者不用此法）→老人口、鼻有异物时应用手指清除，如图 4—33 所示。

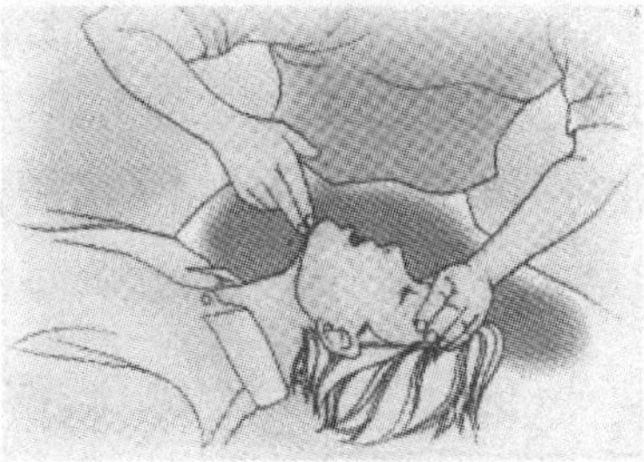

图 4—32　仰头举颏法

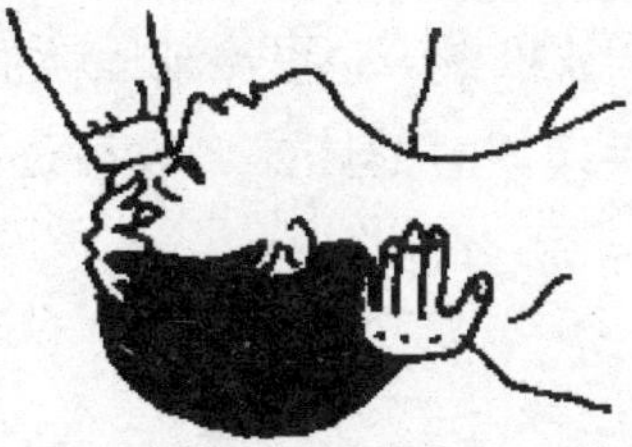

图 4—33　仰头抬颈法

5）人工呼吸（口对口人工呼吸）。如图 4—34 所示，一手将老人鼻孔捏住，一手托下颌并将老人口唇张开→深吸气后紧贴老人口部→用力吹气→看到老人胸廓抬起方为有效→随后开放鼻孔→可听到老人呼气声，并见胸廓回缩。开始时先迅速吹气 3 ~ 4 次，然后每分钟均匀地重复吹气 16 ~ 20 次。

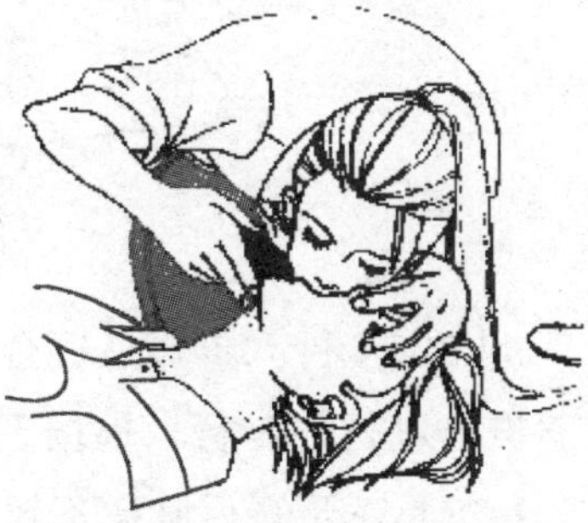

图 4—34　口对口人工呼吸

6）心肺复苏成功的标志

① 大动脉搏动恢复。

② 收缩压在 60 毫米汞柱以上。

③ 瞳孔缩小、紫绀减退。

④ 自主呼吸恢复。

第七节　运动与康复

随着老龄化社会的来临，老年人的康复成为促进老人健康、提高生活质量不可缺少的部分。

一、老年人适用的体育运动

1．常见运动种类

（1）体操。主要有广播操、保健操五禽戏等，如图 4—35 所示。另外，医疗体操、呼吸操、手指操、助力运动操、饭前准备操等，可针对患慢性疾病的老人进行功能训练。瘫痪老人采用被动运动、助力运动、协调放松操等，可增加肢体活动能力。最初运动时，选择 3 ~ 5 节适合老年人体力的体操，以后逐渐增加运动量。一般每日 1 ~ 2 次，每次 10 ~ 20 分钟为宜。

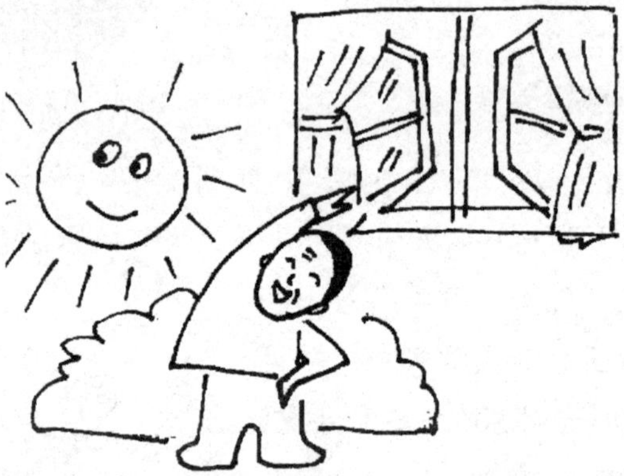

图 4—35　做体操

（2）步行。步行最适合老年人的运动，一般有散步、快速步行和在斜坡上进行的步行。根据老年人的体质和适应能力选择适当的运动量，其标准是：步行后脉搏不超过每分钟 100 次，没有明显的气急，自我感觉良好。步行宜在新鲜空气中进行，早晚各一次，每天不少于 1 小时。在步行中途可适当休息。

（3）慢跑。慢跑适合于患动脉硬化、高血压、冠心病、糖尿病和肥胖的老人。慢跑距离可从50米左右开始，根据耐受情况逐渐延长。速度从每分钟30米左右开始，以后逐渐增加。一次不超过30分钟。

（4）练太极拳。太极拳适合于体弱者和患高血压、冠心病、神经官能症、慢性胃肠疾患的老人。练太极拳要持之以恒，早晚各一次。初练时以简化太极拳为宜，如图4—36所示。每次重复2 ~ 3遍。

（5）气功。气功适合于年老体弱、活动不便的老年人。气功的方法体现在姿势、调气息和意识三个方面，初练时每次以5 ~ 10分钟为宜。

（6）医疗体操。以一套医疗体操为例，其指导方法如下：

第1节：起落呼吸运动，如图4—37所示。

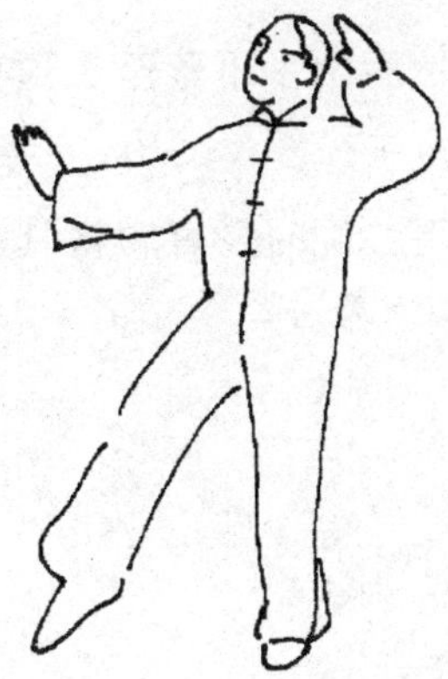

图4—36　打太极拳

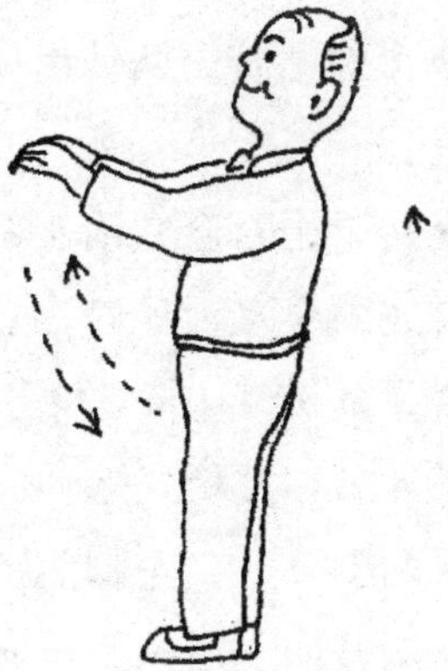

图4—37　起落呼吸运动

◆站位，两足与肩宽。

◆两臂由体前徐徐上举至与肩平，吸气。

◆还原成预备姿势，呼气。

◆重复6 ~ 8次。

第2节：左右画圈运动，如图4—39所示。

◆分腿站立，两臂屈肘于体侧，掌心向上。

◆右手向前伸，掌心转向下，再向外做平面画圈，同时右腿成弓步，然后掌心逐渐转向上回到预备姿势。

◆左手画圈，左腿呈弓步。

◆左右交替各10次。

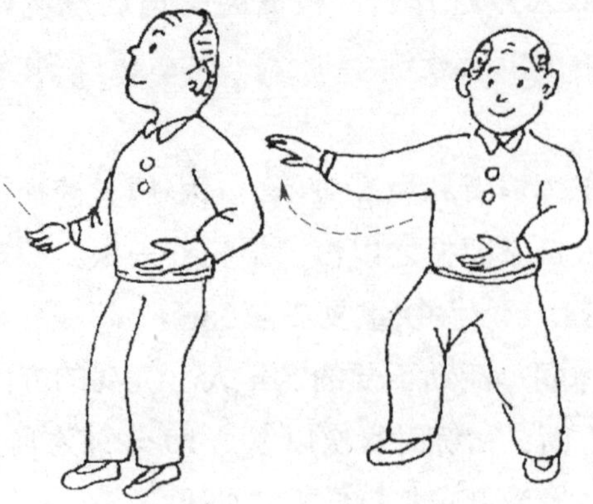

图 4—38　左右画圈运动

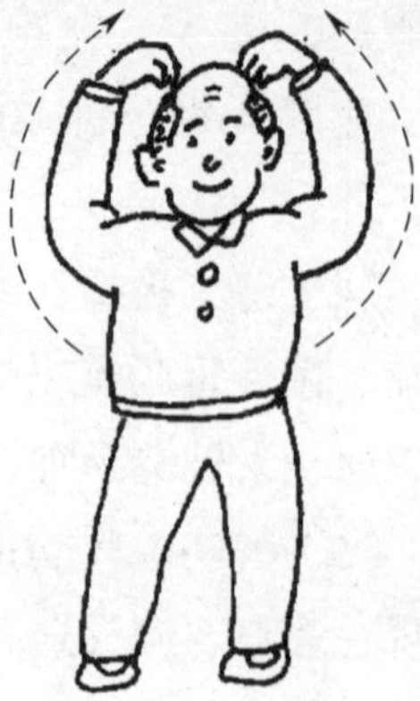

图 4—39　贯气呼吸运动

第 3 节：贯气呼吸运动，如图 4—39 所示。

◆自然站直，两臂由体侧上举至头上，然后两手下落至头顶百会穴时吸气。

◆两手由百会穴沿头和身体前侧徐徐落下，同时，意念将其逐渐下贯至脚底涌泉穴，呼气。

◆重复贯气 10 ~ 12 次。

第 4 节：摇橹式运动，如图 4—40 所示。

◆两腿分开，左脚前跨一步成弓步，两肘屈曲。

◆两臂向上后拉，再向前伸，似摇橹动作。

◆反复进行 6 ~ 8 次。

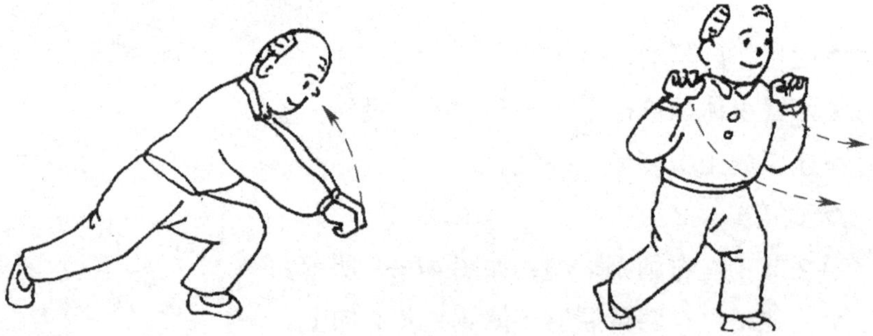

图 4—40　摇橹式运动

第 5 节：半蹲起立运动，如图 4—41 所示。

◆两腿屈曲半蹲下，两臂向前平举，起立还原。

◆如此反复 6 ~ 8 次。

第 6 节：体侧屈呼吸运动，如图 4—42 所示。

◆两足分离与肩宽，上体向左侧屈。

◆右臂上提同时呼气，还原成预备姿势，同时呼气。

◆左右交替各 4 ~ 6 次。

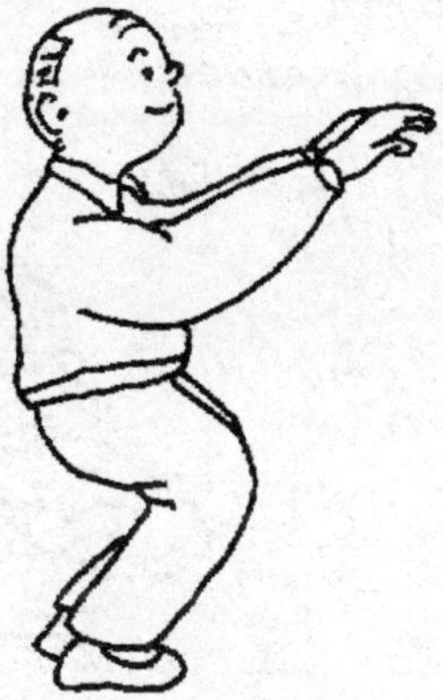

图 4—41　半蹲起立运动

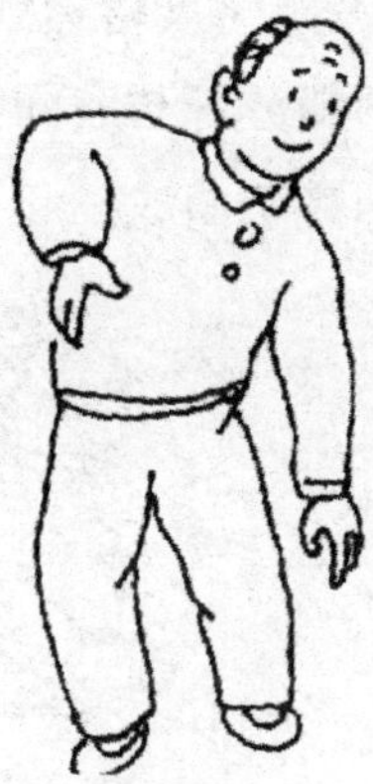

图 4—42　体侧屈呼吸运动

第 7 节：展臂提腿放松运动，如图 4—43 所示。

◆自然站立，两臂平举展开，同时左腿屈曲提起。

◆两臂与左腿同时放下成预备姿势。

◆两臂平举展开，提起右腿，如此反复。

第 8 节：展体呼吸运动，如图 4—44 所示。

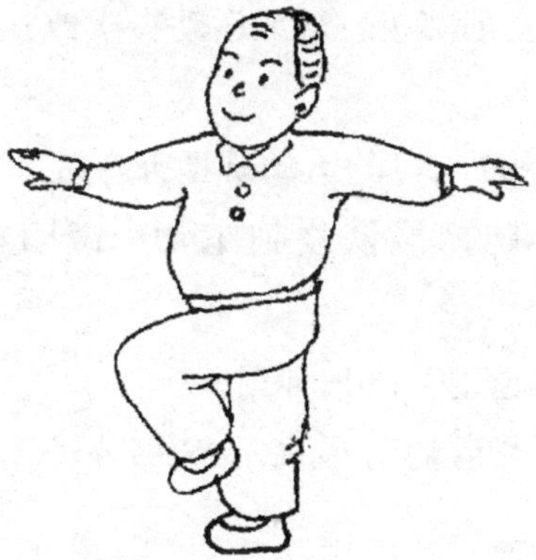

图 4—43　展臂提腿放松运动

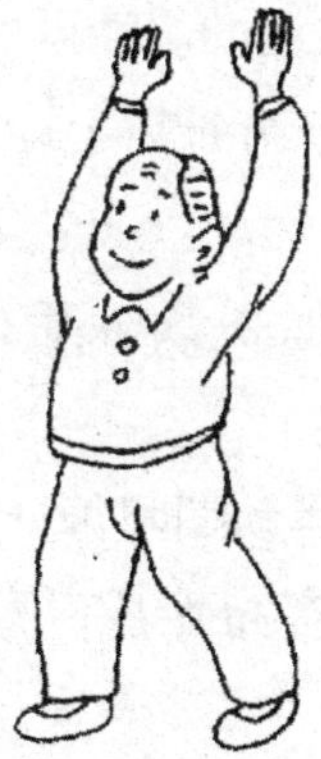

图 4—44　展体呼吸运动

◆自然站立，右足向前迈出一步，身体重心移向右足。

◆左足尖踮起，同时两臂上举，掌心相对，展体同时吸气。

◆还原成预备姿势，同时呼气。

◆反复交替 6 ~ 8 次。

第 9 节：原地踏步运动，如图 4—45 所示。

◆两手叉腰，左右两腿脚提高抬，频率和高度适宜。

第 10 节：展椿运动，如图 4—46 所示。

◆两腿分开与肩同宽，脚尖里钩呈半圆形。

◆两臂微曲成抬起，似抱球状，停留片刻再反复。

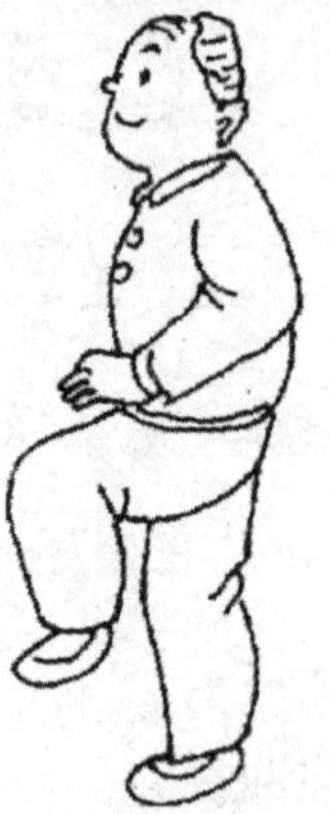

图 4—45　原地踏步运动

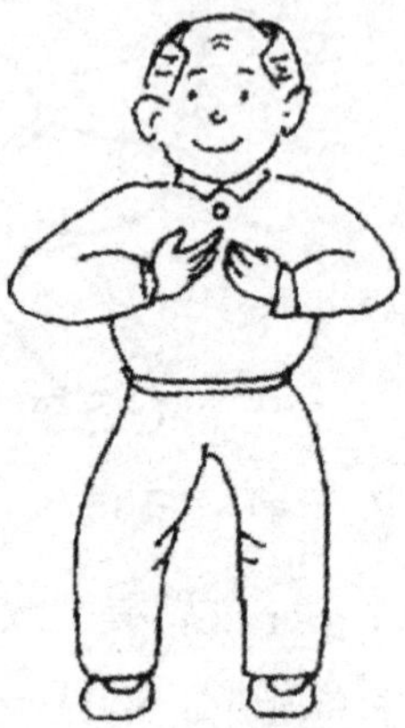

图 4—46　展椿运动

2．**运动时间和运动量**

（1）运动时间。下午 3 时至 5 时为最佳的运动时间，特别适合运动量较大的运动。清晨的运动强度应小一些。每天运动一次或几次，相加在一起 30 分钟以上即可。

（2）运动量。老年人要学会判断自己的运动量是否合适。

1）如果锻炼后休息 5 分钟脉搏能恢复到正常，说明运动量合适。

2）运动期间每分钟脉搏数不超过：180- 年龄。

3）有高血压、冠心病的老人运动时最高心率每分钟不超过 120 次。

4）运动后可有微微出汗，轻微疲劳，但不应有气急、胸闷或头晕症状。

提 示

☆老人饭后不宜立即运动。

☆运动的场所选择在安静、空气新鲜的地方。

☆锻炼时注意天气变化。

☆重在参与、量力而行。

二、老年人的娱乐活动

1．娱乐活动的目的与作用

（1）在娱乐活动中增加生活乐趣。音乐、戏剧、电影欣赏可解除压力、使身心放松。手工艺品制作、种花、养鱼、饲养宠物可使老人有创造感、满足感。另外，居家作业疗法的手巾操、拍气球都有娱乐和康复双重作用。

（2）增加日常生活行为的愉悦感。护理员要想方设法提高生活老人的满意度，如使吃饭、洗浴等日常活动变得轻松舒适。

1）进食时选择适宜的进餐时间和场所，创造舒适的进餐环境。

① 巧妙布置餐桌，饭前调节好心情，做好饭前准备，如做饭前准备体操、听音乐、唱歌等活动。

② 尽可能让老人选择自己喜欢的食谱，让老人与家人和朋友共同进餐。

2）协助老人排泄时，事先调节好厕所的通风、照明、温度。在排泄过程中，尊重老人隐私，尽量使老人自己完成排泄过程。

3）协助老人洗浴时，调节好室温，尽可能按老人习惯选择洗浴方法。能自己洗的部位要自己洗，充分发挥老人的主观能动性，保护老人的自尊。

4）尽量让老人自己布置自己的房间、自己决定家具的摆放，使老人有成就感。

① 房间要有充足的阳光、通风良好，温湿度适宜，最好是能从窗口看见外面的景色。

② 睡觉前，帮助老人调节房间温度、亮度，选择合适的被褥。

2．组织老年人娱乐活动的要点

（1）选择轻松的时间和空间。娱乐活动应在空间宽敞的环境中进行，宜在上午 10 点左右或午睡后进行。

（2）创造和谐愉快的气氛。护理员本人要有热情，给人以轻松愉快的感觉。

（3）老人是活动的“主角”。在娱乐活动过程中，老人是“主角”，护理员是“配角”，要与老人沟通，时刻关注老人的感受。

3．适合老年人的娱乐活动种类

（1）手巾操。目的是增加老人上肢的活动范围和力度，为独立完成洗浴做准备。

1）向老人做好解释征得同意后，准备毛巾 1 条。音乐伴奏，创造良好的氛围。

2）手握毛巾两端，伴随音乐带领老人做手巾操。反复进行 2 ~ 3 遍。如图 4—47 所示。

第 1 节：平举，放下。

第 2 节：上举，放下。

第 3 节：左右侧举，放下。

第 4 节：毛巾绕到背后，做搓背动作。

（2）拍气球。目的是增加上下肢的肌张力，锻炼老人的反应能力和协调能力。

1）向老人解释游戏规则，安排好场地和参与人员，创造良好的氛围。

2）6 ~ 8 位老人围坐在圆桌旁，每人手拿一把扇子。

3）用扇子将球发给对面或斜对面的人开始游戏，用扇子连续传球，如图 4—48 所示。

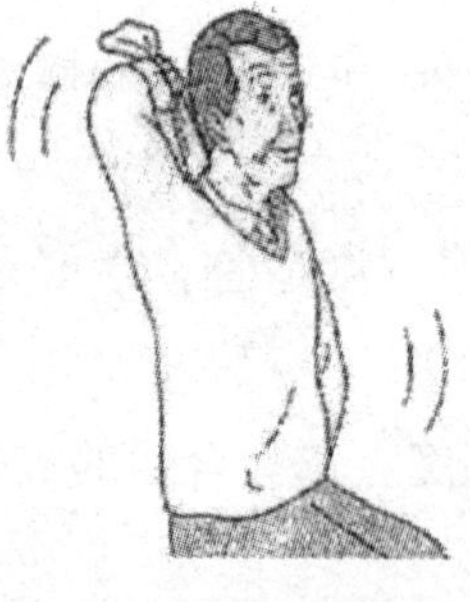

图 4—47　毛巾操

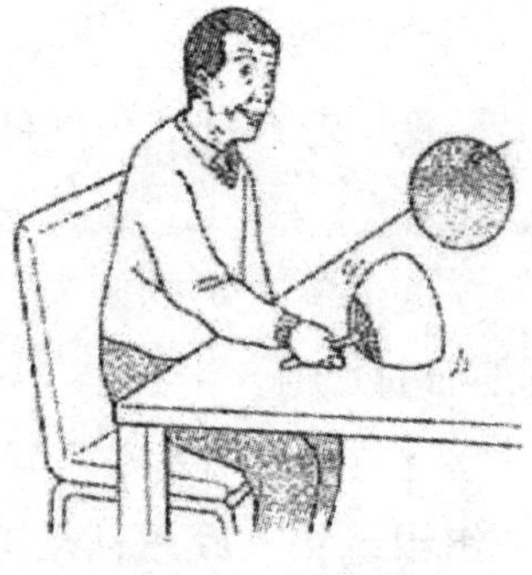

图 4—48　拍气球

4）为增加游戏的趣味性，可以连续传球成功累加记分。

（3）自制“保龄球”比赛

1）向老人解释游戏规则，用红、白两色彩纸包在可乐饮料瓶上，制成红白相间的“保龄球”。再准备一个皮球作为击球。场地选择在楼道的一端，约 10 米距离的宽敞空间。

2）参与活动的老人以 4 ~ 5 名为宜，在适宜位置摆放保龄球呈“▼”形，在距球阵 8 米远处贴地标作为发球线。

3）按照保龄球规则轮流击球，为增加趣味性可记分或分组比赛。

（4）合唱练习。唱歌时面部肌肉活动，胸腔扩展，可以增加肺活量，有利于改善心肺功能。

1）老人坐在椅子上，以伴奏人或音响为中心围成半圆。

2）选择老人喜闻乐见的歌曲，准备好歌词（打印的歌词字要大）。

3）护理员坐在老人当中，或熟练者与不熟练者穿插而坐，鼓励老人积极参与。

4）可选择几个曲目作为联欢会表演节目，以增加练歌的目的性和趣味性。

（5）做户外娱乐活动。如散步、郊游、交流会、运动会等，要在保证老人安全的基础上实施户外活动。

1）要选择晴朗无风，空气好，气温适宜的天气，选择附近的公园、安静的街道等场所。

2）外出时注意保暖，为活动不方便的老人选择合适的助行器。

3）户外活动中要经常观察老人面色和身体状况，如有身体不适立即返回并做相应护理。

除了上述实例外，户内外娱乐活动还有很多，如手指操、猜谜比赛、绘画、手工制作、整理花园苗圃，等等。只要护理员有一份爱心、一份思考，就可以发掘更多的娱乐活动项目。

三、康复训练

1．康复训练的目的与作用

康复是综合地应用医学的、社会的、教育的、职业的措施，对老年患者进行训练，使其生活能力达到尽可能高的水平，最大限度地提高生活质量，促进其心理健康，减少病、伤、残者的社会功能障碍，使病、伤、残者能适应社会、回归社会。

2．康复训练种类

（1）物理疗法（PT）。对炎症、疼痛、瘫痪、痉挛和局部血液循环障碍有较好效果。物理疗法主要包括电疗法、光疗法、磁疗、水疗以及冷热应用等。

（2）运动疗法（KP）。是徒手或借助器械进行各种运动以改善运动功能的方法，如活动瘫痪的肢体，将不正常的运动模式转变为正常或接近正常的模式，比如体操、球类、跑步、哑铃运动等。

（3）作业疗法（OT）。针对老年患者的功能障碍，从日常生活、活动中，选出一些针对性的手工操作作业，让患者按照指定的要求进行训练，以逐步恢复功能。

（4）言语治疗（ST）。对脑中风、颅脑外伤后等引起的言语障碍进行矫治的方法，通过会话练习、改善发音等方法恢复患者的交流能力。

（5）心理疏导与治疗。通过催眠疗法、行为疗法、松弛疗法、音乐疗法和心理咨询等对老年患者进行治疗，还可应用如文体治疗、中国传统治疗、假肢、矫形等方法康复治疗。

3．康复训练的方法

（1）被动肢体训练方法

1）上肢活动，如图 4— 49 所示。

动作 1　侧伸手臂与肩拉平。

动作 2　由体侧上举 90°　。

动作 3　屈臂。

动作 4　伸臂。

动作 5　握拳。

动作 6　 伸掌。

动作 7　手心向上，一只手抓住手腕，另一只手向下按压，再向内按。

动作 8　抓住手腕摇肘。

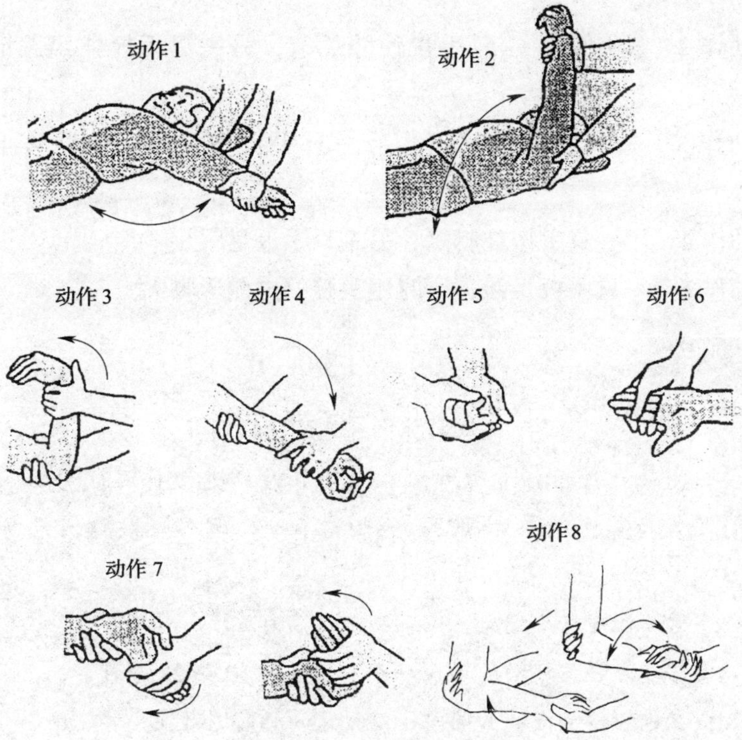

图 4—49 上肢被动活动

2）下肢活动，如图 4—50 所示。

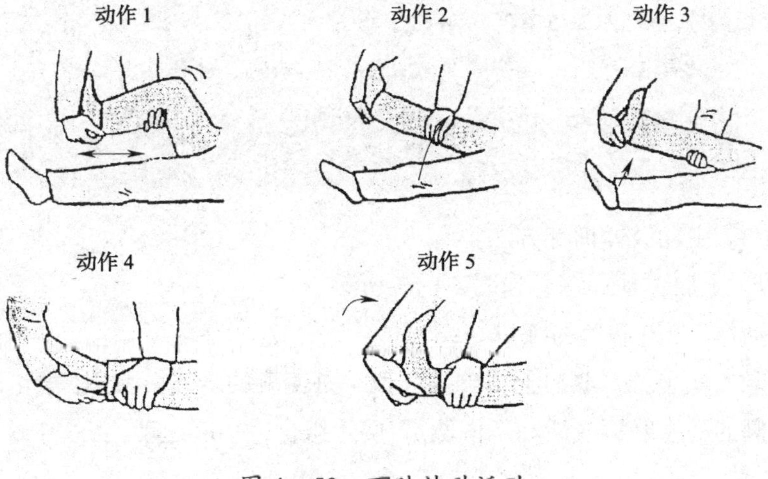

图 4—50 下肢被动活动

动作 1　一只手抬起小腿，另一只手托住足跟，将腿抱牢，呈水平线，慢慢屈伸。

动作 2　腿伸直，一只手按住膝关节，另一只手扳住足跟向旁扳动。

动作 3　一只手托在膝下，另一只手扳住足跟，腿伸直上下扳动。

动作 4　用一只手按住脚踝，另一只手扳足跟。

动作 5　一只手扳足跟，同时用手腕的内侧压脚尖。

提　示

被动肢体训练的注意事项

☆先从大关节活动逐步到小关节。开始可由护理员帮助老人活动，当老人掌握训练要领后，再由老人自己用健侧肢体活动患侧肢体。

☆运动幅度从小到大，以不引起疼痛为限度。

☆每日做肢体被动运动 3～4 次，每次 10～20 分钟。

☆在进行被动活动的同时，对肢体的肌肉进行按、揉、搓。

☆尽可能地保持肢体的功能位置。如静卧时足与小腿保持 90° 角，以防止足下垂。

☆安抚老人主动配合活动，可用健侧肢体带动患侧肢体，或用能活动的手指反复活动不能活动的手指。

☆多鼓励老人，使老人有信心，并主动配合肢体锻炼。

☆训练后给老人饮少量温水，并做好记录。

（2）主动肢体训练方法

1）上肢主动训练，如图 4—51 所示。

动作 1　臂和肩的练习。

老人呈坐位，双肩上下耸动。如果是偏瘫的老人，就用健侧的手握住患侧的手（麻痹或活动不便侧），两手组合，一起运动。

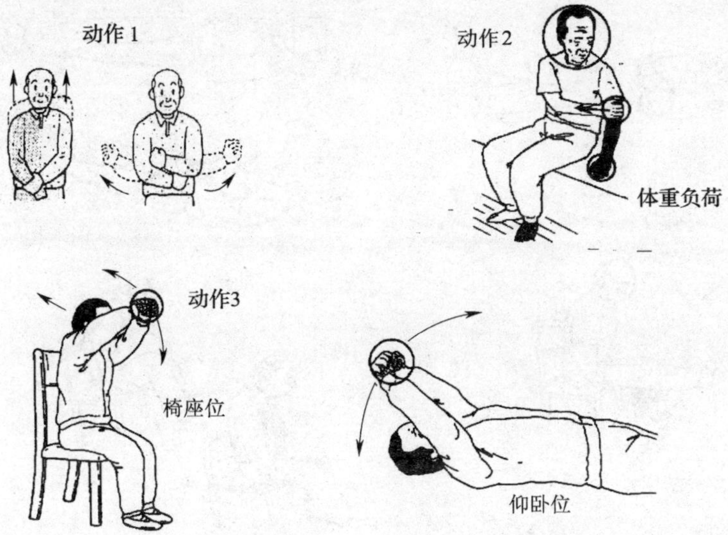

图 4—51　上肢主动训练

动作 2　上肢支撑力的练习 。

老人呈坐位，患侧的手伸向侧面，健侧的手固定患侧的肘部，用患侧手掌支撑体重。练习肩、臂的支撑力，防止肌肉挛缩。

动作 3　腕部和肩部的练习。

老人取坐位或仰卧，两手相握，健侧手握住患侧手，肘部伸直，过头顶部，再回原位。如此反复。

2）下肢主动训练，如图 4—52 所示。

动作 1　下肢抬高练习。

老人仰面躺在床上，脚尖向上，伸直下肢，双腿交替抬高 30 厘米左右。

如果是偏瘫老人，可将健侧小腿伸到患侧小腿下→健侧腿用力向上抬以带动患侧腿→使双腿抬高 30 厘米左右。

动作 2　下肢屈伸练习。

老人坐在椅子上，一只脚平放在地上，另一只脚做屈膝、伸直的运动。

动作 3　踏步练习。

老人坐在椅子上，双腿做踏步运动。

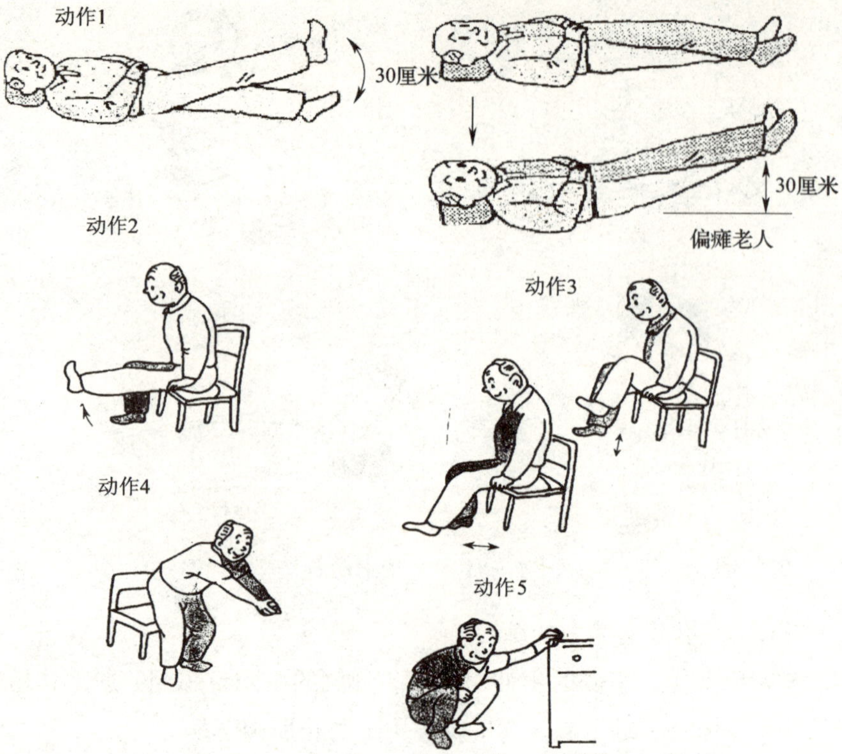

图 4—52　下肢主动训练

动作 4　臀部抬起练习。

老人坐在椅子边上，两手相握，上半身前倾并站起。为保证安全，最初可做臀部抬起练习，逐渐增加臀部离椅子的高度，直到顺利站起。

动作 5　蹲下、站起练习。

老人手握稳扶手，做蹲下、站起训练。锻炼腿部肌肉，并作为如厕自理的康复训练动作。

提　示

训练前为老人换好舒适的衣裤和鞋袜，排空大小便。

四、老年人日常生活能力（ADL）训练

日常生活能力（ADL）包括进食、排泄、更衣、洗浴等，训练的目

的在于更多地挖掘老人自身潜力，提高老人的生活能力。

1．进食的训练

（1）一日三餐要尽量让老人自己进食。

（2）将餐具进行合理改造（康复用品商店有售）。对于关节活动受限、手指不灵活的老人，可将餐具进行合理改造。如碗底加宽，装上防滑橡皮垫；匙柄加长、加宽；用带有单耳或双耳的杯子等。剪口杯（杯子的一边口缘为斜面向上的切迹）适用于口唇闭合不佳的老人。部分改造后的餐具如图 4—53 所示。

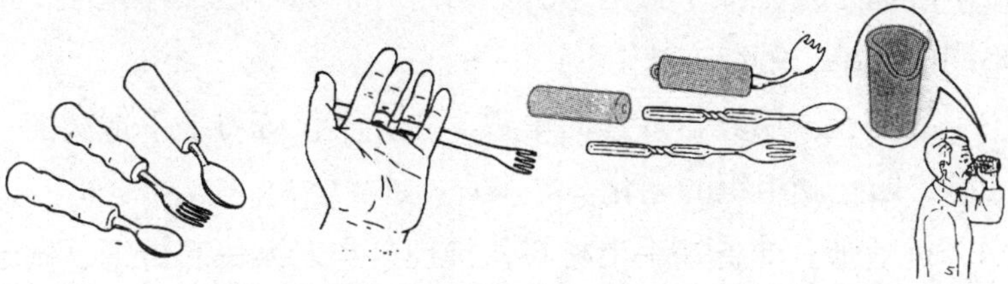

图 4—53　改造的餐具

（3）训练老人的日常进食动作

1）协助老人取坐位，尽量让老人自己进食。

2）护理员在一旁给予适量协助，逐步训练老人自己进食。

2．更衣的训练

（1）尽量让老人自己穿脱衣服，老人取得成功时护理员要及时给予鼓励，失败时要给予安慰，不可批评、训斥老人。

（2）选择穿脱方便的衣服。宽松的前开口上衣、袖口宽、大纽扣、直式纽孔易于穿脱，有时可用尼龙搭扣、揿扣、半环形搭钩代替纽扣和拉链等。

3．排泄的训练

（1）要定时带老人如厕，使老人养成定时排便的习惯。

（2）教给老人从轮椅车上移到坐便器坐稳的方法。

1）首先让老人的健侧靠近坐便器→健侧手抓住扶手→脱下裤子→手扶墙壁横扶手→安稳地移至坐便器上。

2）站起时→先扶横扶手站起→逐渐移扶到纵扶手上→穿好裤子。

4．卫生梳洗训练

主要有洗手、洗脸、拧毛巾、使用肥皂、梳头、刷牙、将水倒入面盆和用后将水倒掉，拧开和关闭水龙头等操作，目的是让老人掌握上肢的伸屈、旋转能力，手指抓握能力，锻炼手腕的灵活性和保持肩关节的稳定性等。

5．利用家庭用品做功能训练

（1）开杯子。打开容器盖或杯子盖，然后盖上并拧紧，如此反复，锻炼腕部力量和手指灵活性。

（2）解绳子。把绳子打上结，然后解开。为了增加趣味性，可教给老人不同的打结、解结方法。

（3）拨算盘。用算盘计算简单数学题，不仅练习了手指功能，还训练了大脑，防止脑组织的老化。

（4）折纸张。准备好手工材料，护理员与老人一起折纸、做手工艺品等。在折纸时，随时与老人交谈，增进感情。

（5）去果皮。在进食橘子、香蕉、花生等水果、干果时，鼓励老人自己剥去外皮。当老人取得成功时，要给予表扬和鼓励。

（6）择洗菜。让老人帮助做饭前准备或力所能及地为家人做些事，使其有成功的愉快感。

（7）练写字。写字绘画，在动笔写字的时候，既练了手又练了脑，长期坚持，其乐无穷。

（8）玩棋牌。爱好棋牌的老人，大家人坐在一起玩牌、下棋。

五、健身器的使用

健身器材如跑步机、划船器、太空漫步器、扭腰器、定位自行车等简单易学，护理员可根据老人的身体状态，帮助选择强度合适的健身器械。

1．多功能跑步机

使用时，先打开电源，根据老人个体情况调节好传送带速度（开始时慢一些），然后大步迈上跑步器，开始跑步或走动。在老人没有完全熟练使用前，护理员要在旁监护，防止发生意外。

2．划船器

划船器主要是以模拟划船动作而设计的腿部锻炼器，其使用方法是：

双手扶握机把→脚蹬踏板→模拟划船动作即可。

3．太空漫步机

太空漫步机是双臂前后推动，借助惯性双脚前后摆动的一种健身器。老人可以自如地掌握频率运动。

4．定位自行车

动作与骑自行车一样的定位自行车，是平衡、安全的健身器材。老人可根据自己情况调节蹬车频率和阻力。

提　示

☆使用健身器材前，要认真检查设备是否完好。

☆充分做好老人运动前的准备动作。

☆帮助老人选择合适的运动服装、运动鞋。

☆在老人没有完全熟练掌握前，护理员要在旁守护，确保老人安全。

思考与练习

1. 协助老人进行口服药物的操作方法是什么？
2. 老人吸氧时的照护方法有哪些？
3. 体温、脉搏、呼吸、血压的测量方法是什么？
4. 双手的清洁与消毒方法有哪些？
5. 家庭用具的消毒方法有哪些？如何操作？
6. 常用的隔离技术包括哪些？如何操作？
7. 如何使用热水袋？
8. 老人常见的疾病有哪些？其常见疾病的照护重点在哪些方面？
9. 老人常见的意外事件包括哪些？其预防的措施包括哪些方面？
10. 意外事件发生时如何对老人进行救护？
11. 老年人常见的运动种类有哪些？老年人运动的时间和运动量如何掌握？
12. 康复训练的目的是什么？协助老人进行康复训练的方法有哪些？

综合训练

1. 某男性老人，年 69 岁，半年前确诊患肺癌，随后进行了系统治疗，现坚持每天服用中药以调理身体、增强免疫力。请你为这位老人正确煎煮中药。

2. 某女性老人，年 68 岁，今日早晨起床后感觉周身不适，全身关节及肌肉疼痛，流鼻涕、打喷嚏，还觉得一阵一阵地发冷，经测试体温，发现体温 38.5℃。此时你该如何对老人进行照护以减轻老人的痛苦？

3. 某男性老人，年 76 岁，近日不明原因地严重腹泻，并伴发热、浑身乏力、食欲不振，经医院确诊患有细菌性痢疾。请你为该老人使用过的日常生活用品（毛巾、面盆、餐具、茶杯、衣物）等进行消毒。

4. 某老人，年 80 岁，患习惯性便秘 8 年，经常感觉便后肛门疼痛，经医生确诊患有肛裂，现遵医嘱每日进行上、下午两次的热坐浴治疗。作为护理员，你该如何照护老人正确进行热坐浴？

5. 某男性老人，75 岁，吸烟 50 年，吸烟量为每天 4 ~ 5 支，患老年慢性支气管炎 3 年。请问你该如何照护这位老人的日常生活？

6. 某男性老人，年 82 岁，3 年前突发脑出血，现留有一侧肢体瘫痪、语言不清等后遗症。老人平日性格急躁，遇到不遂心的时候总是大发脾气。一天，老人的儿子将一块面包喂进老人口中后不久，就发现老人面容非常痛苦、张开大口、手指口腔发出不清晰的声音，儿子见状立即高声呼唤。此时请你判断老人发生了什么意外？你该如何进行抢救？

5 第五章　心理照护与临终关怀

第一节　老年人的心理照护

心理健康是老年人健康的一个重要方面。老年人的心理健康水平，直接影响着其对自身健康和生活的感受质量，同时也影响着老年人衰老的过程、健康长寿及老年病的治疗与康复。因此，增进老年人的心理健康是养老护理员照护老人的重要内容之一。

一、老年人常见的心理问题

随着老年人某些器官功能的衰老，老年人非常容易患各种慢性疾病，导致老年人的生活和社会交往受到不同程度的影响，继而出现一系列心理问题。

1．脑衰弱综合征

脑衰弱综合征是指由于大脑细胞萎缩，脑功能逐渐衰退而出现的一系列临床症状。

主要表现为：头部不适、头晕；疲乏无力；记忆力下降、注意力不集中；情绪不稳、易激惹；不易入睡、早醒、醒后仍感觉疲乏；过度“疑病”、补药不离身等。

2．离退休综合征

离退休综合征是指职工在离退休后所出现的适应性障碍。

主要表现为：

（1）焦虑症状。坐卧不安、心烦意乱；敏感，小动作多，无法自控；犹豫不决；注意力不集中，经常做错事；做事缺乏耐心，对任何事情都不满意或不快；容易急躁和发脾气。

（2）抑郁症状。情绪低落、郁闷、萎靡不振；有强烈的失落感、孤独感、衰老无用感；自信心下降，兴趣减退；不愿意主动与人交往；懒于做事情等。

（3）躯体不适症状。头痛、头晕、失眠、胸闷或胸痛、腹痛、乏力等，这些全身不适症状无法用躯体疾病解释。

3．空巢综合征

空巢综合征是指子女长大成人后从父母家庭中相继分离出去，只剩下老年人独自生活而产生的适应性障碍。包括单身家庭中的老人和老年夫妇的二人家庭，这两类家庭中的老人或无子女，或与子女分居。

主要表现为：

（1）情感方面。经常感觉孤独；情绪低落；内心空虚、寂寞、伤感；精神萎靡。

（2）认知方面。出现自责倾向，认为过去对子女没有尽到父母的责任和义务、对子女关心不够；有些老人还认为子女成人后对自己的回报、孝敬、关心照顾不够，而只顾个人自由的生活方式和享乐等。

（3）行为方面。兴趣减退，活动减少；很少外出与社会交往；说话有气无力，时常叹气；食欲减退，睡眠障碍等。

4．高楼住宅综合征

高楼住宅综合征是指长期居住在城市的高层闭合式住宅里，与外界很少交往，也很少到户外活动，所引起的一系列生理和心理上的异常反应的症状。高楼综合征非常容易引发老年肥胖症、糖尿病、骨质疏松、高血压及冠心病的发生。

主要表现为：

（1）精神心理。情绪不稳定，烦躁不安，消沉抑郁；性情孤僻、悲观，不愿意与人交谈；个别老人还出现难以与人相处甚至想自杀的极端倾向。

（2）身体状况。体质虚弱，四肢乏力；面色苍白；难以适应气候变化；睡眠质量差；食欲不振，消化不良；心慌气短等。

（3）心理与社会状况。不愿意与邻居往来，更不愿意到户外参加集体活动；对外界各种事物不闻不问也不感任何兴趣，存在明显的人际交流减少。

二、心理照护的方法

1．心理支持

（1）理解、尊重老人。主动关心老人，热情介绍有关知识；尽可能多地陪伴老人，善于倾听并诱导老人表达内心的感受；遇事主动与老人商量，尊重老人的成就感和权威感。

（2）帮助老人转换角色、改变认知。鼓励老人学会自立，充分理解子女行为；积极面对退休后的生活；以平常心态接受衰老、疾病、家庭冲突等事件。具体措施如下：

1）学会独处。正确面对子女的成家立业，不要将晚年的幸福建立在子女照顾的基础上，善于克服生活方面的困难，学会独处，积极寻找精神寄托。

2）规律生活。指导老人重新建立离退休后有规律的生活作息制度，科学地安排家庭生活；戒除烟酒不良嗜好；养成良好的起居、饮食习惯。

3）自我调整。指导老人采用宣泄、转移注意力等方法自我调节情绪，用良好的心态克服消极悲观的不良情绪。

4）主动求助。鼓励老人多与亲人或朋友交流，为自己创造一个倾听和宣泄的机会，以便得到理解、劝慰和支持。

2．充实生活

（1）促进老人与外界的交往。鼓励老人改善独居现状，扩大生活圈子，多与邻居建立相互往来；鼓励老人发挥个人专长，可根据健康状况选择适合自己的工作，以增加个人的成就感，如图 5—1 所示。

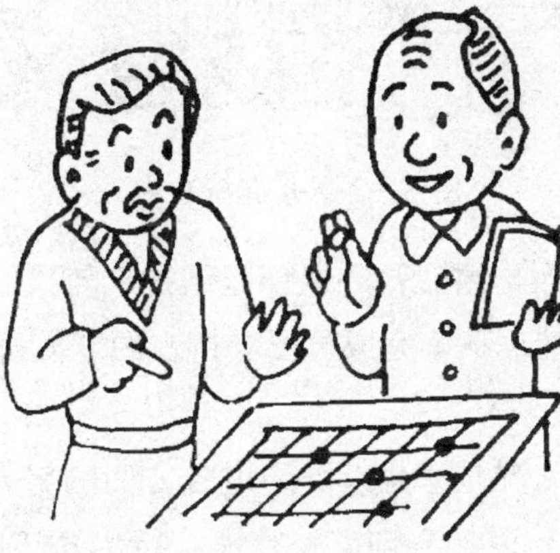

图 5—1　发挥个人特长

（2）参加适当的体育锻炼与活动。可根据老人的身体、兴趣、年龄等选择适当的体育锻炼与文娱活动；居住高楼的老人应每天下楼进行户外活动，可慢跑、打太极拳、打门球、练气功等。但注意老人的运动量不宜过大，患有慢性疾病的老人须在医生的指导下进行。

（3）培养广泛的兴趣和爱好。鼓励老人积极参加社区、居委会等组织的活动，根据自身爱好，选学一两项技艺，如书法、摄影、园艺、烹调、下棋、弹琴等，以充实精神生活、稳定生理节奏，使得老人生活充满朝气。

（4）鼓励老人勤用脑。坚持适量的脑力劳动，坚持活到老学到老；经常关心国家大事，多看书、多看报，不断获取新的知识。

3．家庭支持

（1）维护老人的自尊。指导家庭成员多关心和体谅老人；遇事主动与老人商量，对不同的意见要有耐心，做到礼让三分，用行动维护老人在家庭中的地位。

（2）促进老人与家人的沟通。鼓励老人主动调整自己与家庭成员的关系，夫妻之间相互关心和照顾；在老有所为、老有所乐的同时多关心下一代，为老人提供表达情感的机会，如图 5—2 所示。

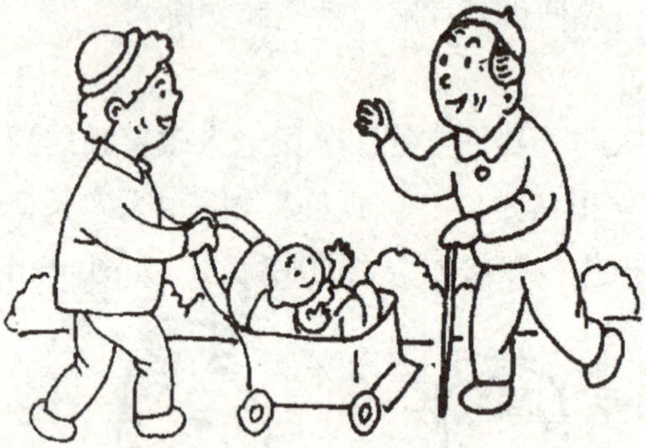

图 5—2　老有所乐

（3）支持丧偶老人再婚。知心老伴是维护老年人心理健康的重要因素，在老人有意向的情况下家庭成员要支持丧偶老人再婚。

4．心理治疗

如果老人的心理状况越来越差，通过各方面的努力没有好转，此时应寻求专业医生的指导，如心理支持疗法、行为矫正疗法、放松疗法、松弛训练、家庭疗法等。

第二节　临终关怀

临终关怀也叫安宁照顾，是指对垂危的、不可治愈的、生存时间有限（6 个月或更少）的老人，进行适当的医院或家庭医疗、护理、心理咨询和社会服务，按照舒缓医疗原则，实施除痛等对症治疗，以减轻其临床症状，使其舒适、无痛苦、安详、有尊严地度过临终阶段，笑着离开人间；在老人故去后对家属进行精神支持。

一、临终老人的生理及心理变化

临终临近死亡的阶段，濒死临终的一种状态。死亡是生命活动不可逆的终止，是生命功能的最终停止。

1．生理变化特点

（1）面容、视力、语言、听力方面

1）老人面部肌肉松弛，双颊无力，随着呼吸的起伏面部肌肉呈现鼓起和凹陷。

2）视力逐渐消失，老人本能地转向光亮方向，双眼半睁开，目光呆滞。

3）语言表达逐渐困难、混乱或失去理智，最终失去表达能力。

4）听力保存时间最长，是最后失去的生理感觉。

（2）皮肤、肌肉、骨骼系统

1）随着死亡的接近，皮肤变得苍白、温度下降。

2）肌肉松弛、张力丧失，老人的活动失去应激性。肌肉逐渐出现凝固。

3）虽然体表温度下降，但皮肤仍有温热感觉。

（3）呼吸系统

1）呼吸系统功能减退，呼吸不规律或变浅、变慢。

2）不能排出呼吸道的分泌物，伴有喘鸣音。

（4）中枢神经系统

1）出现不同程度的昏迷，各种反射和痛觉逐渐消失。

2）由于缺氧老人可出现烦躁不安。

3）老人的意识随着死亡而逐渐消失。

（5）循环系统

1）循环衰竭，脉搏的跳动快而不规则，桡动脉搏动逐渐减弱。

2）脉搏消失的同时，心尖部还有短暂微弱的心跳。

3）血液流动停止、坠积，相继出现尸斑等体征。

（6）胃肠和泌尿系统

1）出现呃逆、恶心、呕吐和体重下降。

2）肠蠕动减弱，可发生肠梗阻。

3）出现膀胱膨胀、尿潴留等。

4）肛门和膀胱括约肌松弛，出现大小便失禁。

2．心理变化特点

临终老人的心态变化较复杂，通常经历五个心理反应阶段：否认期、愤怒期、讨价还价期（协议期）、忧郁期、接受期。

（1）否认期。当老人得知自己病重，即将面临死亡时，为使自己避开现实的压迫感，表现出极力否认事实、拒绝接受现实的态度。

（2）愤怒期。老人表现为多疑、愤怒，狂想，怨恨、妒忌，力争把自己的情绪转向他人，事实上老人的愤怒是发自内心的恐惧和绝望。

（3）协议期。老人已经接受临终事实，愤怒的情绪暂时中止。为了延长生命，老人又开始关注自己的病情并抱有希望、积极配合治疗。

（4）忧郁期。老人感到身体状况逐渐恶化、正向死亡临近时，产生强烈的失落感，明显的忧郁和深沉悲哀，情绪低落、沉默、退缩、悲伤、哭泣，期望与亲朋好友会面和亲人陪伴。

（5）接受期。对即将面临的死亡已经有所准备，已经处理一切未完的事宜。恐惧、焦虑、悲哀也许都已消失，精神与肉体均极度疲劳衰弱，常处于嗜睡状态，情感减退且平静。

案例与点评

某位女性老人，年67岁。在单位例行体检中发现肺部阴影，经肿瘤医院确诊“肺癌晚期、身体多部位转移”，老人得知自己身患肺癌晚期后，整日哭泣、拒绝进食、狠摔家中的玻璃用品。

【点评】老人目前的反应属于临终心理变化的“愤怒期”。此时，护理员及家人应做好老人日常生活的照护，协助老人保持身体的清洁，及时整理床铺；多陪伴老人，多与老人交流；多换花样地制作饮食，想尽一切办法满足老人的各种需求。精心的生活及心理护理可缓解老人临终前的焦虑，更会抚慰老人不安的情绪。

二、临终老人的照护

护理员要向临终老人及家属提供全面的照护，包括生理、心理、社会等方面，使老人在临终时能够无痛苦、安宁、舒适地走完人生的最后旅程，家属的身心健康得到维护和增强。

1．生理上的照护

（1）环境。保持环境的安静、整洁、舒适，空气新鲜，床单清洁、平整、干燥。

（2）身体舒适。按时、按需要及时清洁老人身体并变换体位；做好头发、面部、口腔的护理，尤其身体受压部位、出汗部位、会阴部和足部要保持清洁，无异味；必要时给予局部按摩，防止发生压疮。

（3）保证营养。饮食上给予营养丰富、易于咀嚼、易于消化和吸收的食物；保证每日有足够的摄入液量。

（4）观察病情。护理员要积极配合医护人员观察输液老人的治疗情况，特别是输液针头有无渗血、肿胀、漏液等；发现老人有心慌、气促、面色苍白等异常变化及时报告；定时、按需监测体温、脉搏、呼吸、血压、肢体温度等变化。

（5）尊重老人的特殊习惯。要尊重有特殊信仰的老人，尽量满足老人的宗教要求和习惯，配合家属做好一切准备。

（6）保证安全。对躁动不安的老人应在床边加防护栏，以防坠床、摔伤等意外。

（7）伤口干燥。及时更换伤口上的敷料和被污染的衣物。

2．心理上的照护

（1）态度真诚。护理员要用真诚、关心的态度，仔细倾听老人的述说；经常在老人身边陪伴，帮助老人回忆有纪念意义的往事；赞美老人所取得的业绩、成就等；与老人的交流要亲切，千万不能在床旁讨论老人的后事。

（2）耐心疏导。当老人情绪激动出现愤怒时，要允许老人发泄愤怒、倾泻感情。护理员一定要有耐心，更不能把老人的攻击和不满情绪错认为是针对自己的。

（3）及时止痛。当老人饱受疾病折磨出现痛苦时，护理员要想尽办法减轻其痛苦，配合医护人员及时给老人止痛治疗。

（4）避免刺激。随着生命的终结，老人的视觉开始只能看到远处物体，以后只有光感。护理员要保持房间的光照适宜，避免强光的照射刺激，做好眼睛的保护。

（5）抚慰家属。安抚家属面对现实，创造安静的环境让家属多探望、多陪伴老人；劝阻家属在老人床旁大声哭泣；鼓励家属将家中今后的安排说给老人，以免除老人的后顾之忧。

3．尸体料理

尸体料理是安宁照顾的重要内容，做好尸体料理不仅是对老人人格的尊重，而且有利于家属心灵上的安慰。

（1）基本要求。保持老人尸体的清洁、平展、无污物及排泄物流出，维持仰卧睡眠姿势，面部安详、平和，让家属看后放心满意。

（2）所需物品。清洁用具一套（可用老人原有的洗漱用具），治疗盘一个（或专用的尸体料理），包内有衣裤、裹尸单、大单、手套、血管钳、弯盘、棉球、镊子、纱布、尸体辨别卡3张、剪刀、绷带等；必要时备隔离衣、消毒液等。

（3）操作方法

1）告慰家属暂时离开老人房间→护理员穿好工作服、戴口罩、手套。

2）撤去老人身上的治疗用物（仪器、吸氧管、输液管、胃管、导尿管等）→放平床→尸体头下垫枕使呈仰卧位（以防面部淤血）。

3）清理伤口→更换敷料→用胶布固定。

4）清理床旁各种物品→将贵重物品交给家属。

5）擦洗尸体→从面部至足部清洗干净全身（将眼睑闭合；如有假牙则帮助戴上；必要时用四头带托起下颌）。

6）将棉球塞垫于耳、鼻、口、肛门、阴道等孔道（外观上不可露出棉球）→梳头、更换衣裤。

7）做好标识→将一张尸体识别卡系在尸体的右手腕上。

8）通知太平间→将尸体放在平车上→盖上大单并严密盖好→送至太平间→将第三张尸体识别卡插在尸体专用抽屉外面。

9）协助家属整理老人遗物。

10）帮助医护人员整理老人在医院的各种文件→对老人的房间及床单等物品消毒。

11）协助家属做好善后工作→通知殡仪馆→再次安慰家属。

提　示

尸体包裹单的使用方法

☆将尸单斜放在平车上，再将尸体移放在尸单上。

☆先用尸单包裹下肢并遮盖脚，再将左右两边整齐包好，最后包裹头部，用绷带将胸部、腰部（包括双上肢）、踝部固定。

☆将第二张尸体识别卡别在尸体外面的前胸部。

☆死亡通知单及尸体辨别卡由医生或护士填写。

☆死亡通知单用于家属注销老人户口。

☆尸体辨别卡（3张）：2张用在尸体料理上，1张用在太平间尸体抽屉上。

思考与练习

1. 心理照护的方法主要包括哪些方面？
2. 如何为临终的老人进行生理上、心理上的照护？
3. 如何为故去的老人进行尸体料理？

综合训练

1. 某女性老人，年65岁，退休前从事出版社翻译工作，曾获得多项荣誉称号。现居住在某高层楼房15层2号，老伴已去世，3个儿女均成家并独立生活，平日家中只有老人和护理员。老人性格内向，不善与人多说话，经常自叹“老了不中用，现在的生活无意义”等。作为护理员，你应如何为老人进行心理照护？

2. 某男性老人，年75岁，身患肝癌晚期。目前老人情绪极度低落，身上多处疼痛，走路困难，食欲不振，经常哭泣。此时你该如何为老人进行生理及心理上的精心照护？

6 第六章　养生保健

第一节　自我锻炼方法

一、坐位自我锻炼（坐位八段锦）

1．叩齿

坐在床或椅子上，自然呼吸；双手交叉放在脑后，叩齿 36 遍以上；闭口，鼓动口液 12 次以上；放松呼吸。

2．鸣天鼓

双手放在脑后，食指放在中指上，反复敲击脑后，感觉清脆响声，有醒脑作用。

3．头颈低仰

放松心情，双手放在膝上，头微微向下低，不要超过 30° ；向后仰，不要超过 15° ，缓慢持续 20 次左右，预防颈椎病的发生。

4．双手浴面

双手搓热后，上下搓面，反复 30 次左右，加速面部血液循环，减缓皮肤老化。

5．上臂内收

左手摸右肩，然后放回膝上，再用右手摸左肩，也放回膝上，反复 40 次以上，预防和缓解肩周炎。

6．上臂外展

手从胸前高举过头，向外划一圈后，放在体侧；另一只手高举过头，划圈后放回体侧，反复 20 次以上，预防和缓解肩周炎。

7．扩胸运动

双手放在胸侧中线（腋中线）同时从后向前推抹，反复 30 次以上，有疏肝健脾的作用。

二、站立自我锻炼

1．“顶天探底”

两脚与肩同宽站立，自然呼吸，一手翻掌高过头部，另一手翻掌直下，动作缓慢有力，尽量大力托上与按下，两手交换进行，活动腰部与肩部。

2．“挥手拉弓”

尽可能呈骑马蹲裆式（不要勉强），左手伸直，向外扩胸，放在与肩同平的高度，右手挥手与左掌相结合，然后右手缓慢后拉，呈拉弓动作；右手伸直，左手合掌后呈拉弓动作，有助于增强心肺功能。

3．双手搓腰

双手迅速搓热后，在腰部肾区快速搓擦，以肾区感到微热为度，增强老人的活力。

4．捶体外侧

双手握空拳，以小鱼际肌（即手掌靠近腕部的小指一侧的肌肉）捶打双腿外侧，由上至下，由大腿至小腿，由站变蹲，反复 5 ~ 10 次。捶双腿外侧，实际上是捶打人体足少阳胆经，有祛除风邪的作用。

5．放松运动

一脚在前，一脚在后，前腿抬起，后脚着地，自然地一呼一吸，使全身放松。

第二节 保 健 按 摩

一、拿四肢部位

1．拿上肢部位

护理员以掌心在上肢施术，拇指与四指分开，双手掌心压住老人上肢部，在受术部位进行提、拉、压、推的连续动作，力度要重而不滞、轻而不浮，不能跳跃，要有渗透感，不能有暴力感，上肢外侧用力可大于上肢内侧。拿上肢对心肺有保健作用。

施术时，上肢内侧方向由上至下为补法，上肢外侧由上至下为泻法（轻手法为补法，重手法为泻法）。

上肢施术时间一般为 3 ~ 5 分钟。身体虚弱、气血不足者适用于补法；气血壅滞，有实证者，一般用泻法。

2．拿下肢部位

护理员在老人下肢部施术，全掌拇指与四指分开，拇指与四指分开距离尽可能加大，使掌心更好地压住下肢部。动作要缓慢，渗透力要强，下肢用力大于上肢部。拿下肢可以调节脾胃不和等症状。

下肢部内侧由下向上施术为补法，下肢部外侧由上向下施术为补法，反之为泻法。

二、直推背部

有的老人经常卧床，为了防止背部血液循环不好，要经常推摩受术者背部，促进血液循环。

1．摩背部

护理员以全掌附着背部，在脊柱旁开 1.5 寸处自上至下顺时针环摩。力度要轻，时间持续 20 分钟以上，对老人背部有化瘀的作用。

2．直推背部

护理员以全掌压住受术者背部，在脊柱旁开 1.5 寸处自上至下进行直推，力度由轻至重，不可暴力，反复进行 20 次左右，具有疏通经络、促进血液循环的作用。

思考与练习

简述老年人自我锻炼的主要方法。